APPLICATION

DE LA

DOCTRINE PHYSIOLOGIQUE

A LA CHIRURGIE.

DE L'IMPRIMERIE DE L.-T. CELLOT,
RUE DU COLOMBIER, N° 30.

APPLICATION

DE

LA DOCTRINE

PHYSIOLOGIQUE

A LA

CHIRURGIE;

Par L. J. BÉGIN,

Docteur en médecine ; ex-Chirurgien aide-major à l'hôpital militaire d'instruction de Metz ; Rédacteur, pour la partie chirurgicale, des Mémoires de médecine, chirurgie et pharmacie militaires, publiés sous la surveillance du Conseil de santé des armées ; membre de plusieurs Sociétés savantes.

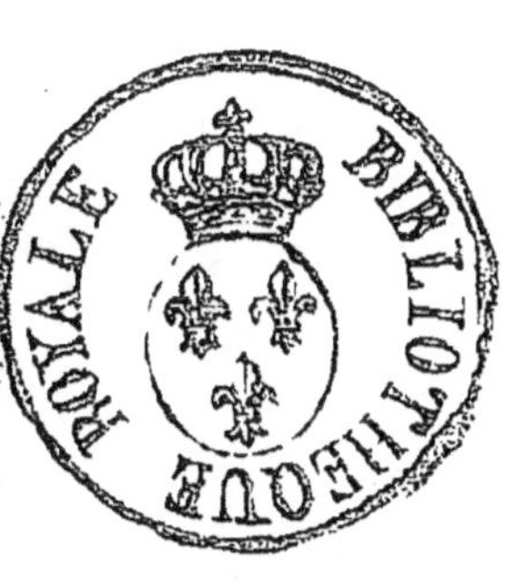

PARIS,

MÉQUIGNON-MARVIS, LIBRAIRE-ÉDITEUR,

RUE CHRISTINE, N° 1,

ci-devant rue de l'École-de-Médecine, n° 5.

AVRIL 1823.

DISCOURS PRÉLIMINAIRE.

Le domaine de la médecine est, dit-on, trop vaste pour être cultivé tout entier par un seul homme. Cette proposition n'est pas entièrement exacte. Elle pouvait convenir à l'époque où toutes les maladies avaient leur théorie particulière, lorsque l'histoire de chacune d'elles se composait presque exclusivement de l'assemblage plus ou moins bizarre des hypothèses émises par les auteurs à son sujet, à une époque enfin où il n'existait en physiologie et en pathologie aucun principe général fondé sur l'observation, et qui pût servir de base unique et incontestable à l'histoire des fonctions comme à celle des maladies. Alors, sans doute, la tête la mieux organisée, l'esprit le plus studieux et le plus opiniâtre, aidés de la plus longue vie, n'auraient pu embrasser toutes les parties de la science de l'homme, c'est-à-dire

a.

retenir et classer ces opinions contradictoires, ces théories abstraites, ces résultats incohérents d'observations défigurées par l'imagination de ceux qui les recueillaient, dont se composait naguère encore la plus grande partie de la médecine.

Ces obstacles ont presque entièrement disparu de nos jours. Le champ de la science a été débarrassé des matériaux inutiles qui l'encombraient ; et son sol, mis à nu et cultivé d'une manière plus rationnelle, s'est couvert enfin de riches moissons. D'une part, toutes les doctrines que l'observation ne sanctionne pas sont rejetées, quelle que soit la célébrité de leurs auteurs ; de l'autre, tous les résultats qui paraissent être l'exacte expression des faits sont admis, malgré l'opposition qui peut exister entre eux et les théories anciennes les plus accréditées. Ce n'est qu'en procédant avec cette vigueur et cette indépendance que l'on achévera de perfectionner la physiologie et la pathologie.

De grands pas ont été faits pour atteindre ce but; et si de nouvelles investigations sont encore nécessaires, on doit espérer qu'elles achéveront bientôt d'élever la médecine au degré de certitude et de régularité qui distingue actuellement la physique et la chimie. Déjà des principes généraux établis et universellement adoptés permettent d'entrevoir cette heureuse époque; et comme ces principes sont actuellement en rapport avec tous les faits connus, il est vraisemblable que les découvertes futures viendront confirmer encore leur exactitude.

Ces progrès sont communs à la médecine et à la chirurgie, car l'une et l'autre doivent trouver leurs bases dans la physiologie pathologique. Soutenir que la chirurgie ne consiste que dans l'application de moyens mécaniques au corps de l'homme, c'est en présenter une définition inexacte, et qui, contredite par la nature actuelle des choses, ne pouvait être juste qu'aux siècles où cette science était cultivée par les médecins, ou lorsque la pratique des opérations était abandonnée à des mains ignorantes et barbares. Cette définition n'est propre qu'à rétrécir les idées des élèves qui se destinent à parcourir la carrière chirurgicale, et à leur faire croire qu'ils peuvent se borner au rôle d'opérateurs. Le chirurgien a une tâche plus importante et plus noble à remplir. De même qu'il se livre spécialement à l'exécution des procédés opératoires, il doit faire une étude spéciale des maladies qui réclament l'emploi de ces ressources extrêmes d'un art conservateur. Il existe donc une partie de la pathologie qui forme en quelque sorte le domaine particulier de la chirurgie.

Mais, en adoptant un tel principe, il ne faut pas oublier que les affections appelées chirurgicales sont constamment, ou compliquées de dérangements dans le rhythme et l'intensité des mouvements organiques, ou le résultat plus ou moins tardif de modifications apportées à l'exercice de ces mouvements. Le chirurgien ne saurait méconnaître sans danger dans la pratique que, lors même qu'il remédie par des opérations aux dérangements de nos parties, il agit sur des tissus sensibles, irritables, disposés à devenir le siége de violentes inflammations, et unis aux principaux viscères de l'économie vivante par des sympathies plus ou moins étroites. Il doit se ressouvenir surtout que des moyens médicinaux convenablement administrés rendent souvent inutiles les opérations les plus graves, et sont constamment nécessaires pour préparer et pour assurer le succès de ces opérations.

Il est donc indispensable que le praticien dont la chirurgie fait la principale occupation soit en même temps un médecin habile : il doit connaître, et la disposition anatomique des parties malades, et les lois qui président à leurs fonctions, et la manière dont sont affectés les tissus aux lésions desquels il remédie. Sans ces connaissances en quelque sorte préliminaires, comment jugerait-il de la nécessité de prati-

quer la plupart des opérations? S'il ignorait
qu'elles sont les lois des sympathies, comment
pourrait-il instituer un traitement interne et
externeméthodiques? comment pourrait-il préparer le malade à supporter l'action des instruments et prévenir ou combattre les accidents
que cette action détermine fréquemment ?
Le chirurgien qui se bornerait à l'opération
manuelle ne serait qu'un ouvrier ignorant et
grossier : ne connaissant ni la disposition ni les
propriétés de la matière sur laquelle il agit , on
le verrait , dans ses tentatives aveugles et rou-
tinières, commettre à chaque pas les plus funestes erreurs.

Les praticiens qui cultivent spécialement la
chirurgie ne sauraient évidemment demeurer
étrangers aux progrès de la médecine , sans
compromettre incessamment l'honneur de l'art,
et sans exposer les malades aux accidents les plus
graves. Or il est incontestable que depuis quelques années la doctrine physiologique a im-
primé aux études et à la pratique médicales

une impulsion nouvelle, et les a rendues éminemment philosophiques. Les actions et les
sympathies des divers organes mieux connues ;
la nature, les effets immédiats et les résultats
éloignés des irritations expliqués avec exactitude ; la théorie des inflammations et des hémorragies dites passives dévoilée ; l'étiologie
et les principaux phénomènes du scorbut expliqués par l'altération survenue dans la com-
position des matériaux nutritifs ; la classe
entière des fièvres essentielles effacée des
cadres nosologiques[1]; enfin, ce grand principe
que toutes les maladies consistent dans la
lésion d'un ou de plusieurs organes établi
sur des bases inébranlables, telles sont quel-

[1] Parmi les ouvrages les mieux faits, et qui sont le plus
propres à mettre hors de doute la véritable nature des fièvres,
on ne saurait trop citer l'excellente *Pyrétologie physiologique*, récemment publiée par M. le docteur Boisseau. Ce
livre est remarquable, et par le talent qui a présidé à sa ré-
daction, et par une critique aussi lumineuse que juste des
anciennes théories, et par la solidité des preuves qu'il contient en faveur des plus saines doctrines.

ques unes des améliorations apportées par la nouvelle doctrine à l'histoire des maladies. Les travaux de M . Broussais et ceux des médecins de l'école physiologique ont donné à la science un nouvel aspect: il semble que, par leurs efforts , l'observation ait été rendue plus sévère, l'expérience plus assurée, le raisonnement médical plus lumineux et plus fécond.

Si quelque chose doit surprendre au milieu de l'agitation générale des esprits, c'est que la chirurgie n'ait presque participé en rien aux progrès récents de la physiologie pathologique et de la médecine interne. Il suffit d'ouvrir les ouvrages élémentaires les plus estimés, ceux qui ont été publiés le plus récemment sur cette science, pour se convaincre de cette vérité. Leurs auteurs semblent y avoir pris à tâche de rajeunir les opinions les plus surannées, de soutenir les erreurs les plus complétement refutées, et de conserver religieusement jusqu'aux principes thérapeutiques les plus dangereux. Je n'ai besoin de citer aucun de ces livres : aux doctrines hypothétiques, aux théories humorales, mécaniques ou Browniennes qu'ils renferment à chaque page, on les reconnaîtra sans peine.

Un petit nombre d'observations isolées, relatives au traitement de certaines inflammations aiguës ou chroniques des parties extérieures du corps, par les sangsues et les topiques émollients, constitue presque tout ce que nous possédons relativement à l'application de la doctrine physiologique à la chirurgie. M. Gama, chirurgien en chef de l'hôpital militaire d'instruction de Strasbourg, a toutefois composé sur ce sujet fécond un discours trop peu connu, mais remarquable par des aperçus profonds, par des considérations aussi étendues que judicieuses. Enfin, s'il m'était permis de me citer ici, je revendiquerais l'honneur d'avoir depuis long-temps, et l'un des premiers peut-être, allié les principes de la nouvelle doctrine à la théorie et au traitement des maladies chirurgicales [1]. Mais il restait à considérer les lésions des parties extérieures du corps dans leur ensemble, à signaler les lois générales d'après lesquelles se manifestent les phénomènes locaux et sympathiques qu'elles déterminent ; à établir enfin les bases du traitement le plus rationnel qu'il convient de leur opposer. Tous les bons esprits, convaincus que la médecine physiologique doit être aussi utile à la chirurgie qu'à la pathologie interne, attendaient impatiemment un ouvrage consacré à la démonstration de cette vérité : c'est ce vœu que j'essaie de satisfaire dans les pages suivantes ; heureux si, malgré mes efforts, je ne suis pas resté trop au-dessous du but que j'ai voulu atteindre.

Je suis loin d'avoir embrassé dans cet ouvrage tout le domaine de la chirurgie. Il est d'ailleurs une partie importante de cette science

[1] Voyez les articles ABCÈS, ARTICULATION, ARTHRO-CACE, BLESSURE, BRULURE, CARIE, CERVEAU, CRANE, DENT, FISTULE, FRACTURE, ENTORSE, etc., du Dictionnaire abrégé des sciences médicales.

qui n'avait besoin ni d'examen ni de révision, et dont je n'ai pas dû m'occuper : c'est celle qui a pour objet l'étude du mécanisme suivant lequel certaines lésions physiques sont produites, et la description ainsi que la pratique des procédés et des méthodes opératoires. Ici tout est pour ainsi dire soumis au calcul ; les véritables principes, sinon les bornes de l'art, sont fixés, et les divers systèmes pathologiques ne sauraient avoir aucune influence, ni sur la théorie, ni sur la pratique.

Quelle que fût l'étendue que je pusse donner à mon travail, il m'était également impossible d'y embrasser tous les cas particuliers où l'on peut faire à la chirurgie une utile application de la médecine physiologique. Ainsi, les plaies du crâne, les commotions, les contusions et les divisions, tant du cerveau que de ses membranes ; les solutions de continuité des organes thoraciques et abdominaux ; les épanchements sanguins, purulents ou séreux dans les cavités de la plèvre ou du péritoine ; les lésions diverses et les abcès du foie, les incarcérations intestinales, les corps étrangers arrêtés dans le canal digestif, telles sont quelques unes des lésions dont le traitement méthodique exige une connaissance approfondie de la nouvelle doctrine médicale.

Voulant donc composer, moins un traité de chirurgie, qu'une sorte d'introduction à l'étude de cette branche importante de l'art de guérir, et contraint de me renfermer dans des généralités sur la théorie et sur le traitement des lésions chirurgicales et des accidents qui peuvent les compliquer, le plan que j'ai suivi, quoique très propre à remplir mes vues, paraîtra peut-être peu méthodique. Je ne pouvais cependant adopter cette classification, simple, il est vrai, mais anti-physiologique, des maladies en lésions physiques, lésions vitales et lésions organiques. La plupart des lésions physiques sont, en effet, constamment suivies, soit immédiatement, soit après un temps fort court, de dérangements dans le rhythme et la force des mouvements organiques. C'est ainsi que les plaies, les fractures, les luxations, donnent toujours lieu à des inflammations plus ou moins vives, et ordinairement assez graves pour qu'il ne suffise pas de réunir ou de replacer les organes, mais pour que l'on soit obligé de prévenir ou de combattre énergiquement leur irritation et ses effets. Les lésions vitales à leur tour déterminent, chez presque tous les sujets, des altérations plus ou moins profondes dans la texture des parties qui en sont le siége, altérations qui constituent, quoi qu'on en dise, de véritables lésions organiques. Enfin les dégénérescences des tissus vivants, le développement de tissus pathologiques nouveaux, sont constamment et exclusivement le résultat de lésions vitales, qui, après avoir formé ces tissus, les accroissent et président aux transformations nombreuses qu'ils doivent subir. Dans tous les cas de squirre, de cancer, de mélanose, etc., c'est l'irritation ou la lésion vitale qui est la cause prochaine et directe de la

production organique morbide ; cette dernière
n'est qu'un effet, une conséquence de l'autre;
elle ne doit exciter que secondairement l'attention du physiologiste et du praticien. Il
faut donc reconnaître, en dernière analyse,
que les lésions vitales accompagnent presque
toujours les lésions physiques, et que les lésions
organiques sont constamment produites, entretenues et modifiées par ces mêmes lésions vitales. Quelle confiance peut-on accorder, dès
lors, à une classification qui jouit à un aussi
haut degré du privilége de séparer arbitrai-
rement ce qui, dans la nature, est toujours uni
et enchaîné?

J'ai donc dû suivre une autre marche. Il
m'a semblé convenable de diviser les maladies chirurgicales en deux grandes classes,
dont l'une comprend les lésions aiguës et l'autre
les affections chroniques. Parmi les premières
je range les maladies, qui, nées rapidement,
tendent à se terminer en un temps fort court:
telles sont les plaies, les fractures, les con-

tusions, les inflammations vives. Il m'importait moins d'examiner ces lésions sous le rapport de leur étiologie et des opérations mécaniques qu'elles réclament, que sous celui des accidents locaux et généraux dont elles peuvent être la source, de l'influence qu'elles exercent sur les principaux viscères, et des moyens médicinaux internes ou externes qu'il convient de leur opposer. Tels sont les objets qui sont traités dans les cinq premiers chapitres de l'ouvrage. J'ai rassemblé ensuite sous le titre de lésions chirurgicales chroniques toutes celles qui, succédant aux précédentes, ou qui, développées par d'autres causes, ont une existence prolongée et pour ainsi dire indéfinie. Je me suis efforcé de remonter jusqu'à la lésion vitale qui provoque et qui entretient les affections les plus importantes de ce genre, afin d'établir sur des bases inébranlables, et les indications curatives qu'elles présentent, et le traitement le plus propre à les combattre. Après avoir examiné l'influence sympathique exercée par les maladies chirurgicales chroniques, soit sur l'ensemble de l'organisme animal, soit spécialement sur diverses parties du corps, il m'a été facile de signaler les moyens qu'il convient d'employer pour détruire ces lésions secondaires, et de démontrer en quoi doivent consister les préparations que l'on fait subir aux malades avant de pratiquer sur eux les grandes opérations. Or, ayant parlé, dans le premier chapitre, des effets de ces opérations elles-mêmes, et exposé le traitement que réclament les opérés, le cercle assez étendu des idées que je m'étais proposé de développer était achevé.

On me reprochera peut-être de n'avoir présenté dans cet ouvrage aucune considération sur les maladies chirurgicales qui sont dues à l'affaiblissement de certains tissus ou de l'organisme tout entier. Je suis loin de méconnaître l'existence de cette classe de lésions ; mais elle ne me paraît pas aussi étendue que certaines personnes le pensent. Il fallait d'ail-

leurs aller au plus pressé, et l'on a fait un
si déplorable abus des excitans en chirurgie
aussi-bien qu'en médecine, on a tellement
étendu et perfectionné les méthodes de for-
tifier les membres ou la totalité de l'économie
animale, qu'il s'agit moins actuellement de
montrer quand on doit employer ces méthodes,
que de signaler les cas beaucoup plus nombreux
où elles sont nuisibles.

Enfin, j'ai cherché dans cet opuscule à donner les raisonnemens physiologiques pour base
à la pathologie et à la thérapeutique chirurgicales. Certaines personnes, ennemies de tout
examen, de toute réflexion, je dirais presque
de toute théorie fondée sur l'observation des
lois de l'organisme vivant, m'accuseront peut-
être de témérité. Cependant il faut bien qu'un
jour une saine physiologie éclaire et domine
toutes les sciences médicales; il est indispensable qu'elle étende son empire jusque sur
les lésions dont la théorie et le traitement
semblaient devoir échapper à son influence.

Les hommes qui nient actuellement l'importance de la médecine physiologique, la rapidité de ses progrès et les heureux résultats qu'elle produit, ressemblent à ce sophiste qui niait la réalité du mouvement alors même qu'il voyait son adversaire marcher devant lui; mais ni leur obstination ni leurs efforts ne pourront empêcher la révolution médicale qui s'opère de recevoir son entier développement.

APPLICATION

DE LA

DOCTRINE PHYSIOLOGIQUE

A LA CHIRURGIE.

CHAPITRE PREMIER.

ACCIDENTS LOCAUX PRODUITS PAR LES LÉSIONS CHIRURGICALES AIGUES.

L'inflammation suppose toujours l'action préalable d'une cause irritante sur les tissus qui en sont le siége. Cette action détermine l'accélération des mouvements organiques locaux, ou l'irritation.

L'afflux des liquides, l'engorgement des vaisseaux capillaires, le passage des molécules rouges du sang dans des canaux qui ne les admettaient pas durant l'état de santé, et, par suite, le gonflement, la chaleur, la douleur et la rougeur de la partie, tels sont les résultats plus ou moins immédiats que l'irritation entraîne après elle. L'accélération des mouvements organiques est-elle récente? les liquides appelés ne sont pas encore combinés avec la trame organique. Le séjour des tissus enflammés dans l'eau, et leur lavage plusieurs fois répété, parviennent aisément, après la mort, à les débarrasser de toute la matière colorante rouge, et à leur rendre leur volume et leur aspect primitifs. Mais l'afflux local a-t-il persisté pendant un temps plus long? les molécules du sang se combinent en quelque sorte avec le parenchyme de la partie affectée ; elles semblent en faire partie intégrante, et l'on ne peut les en détacher par aucun procédé mécanique. Quelques personnes ont proposé de désigner le premier de ces états sous le nom de congestion ou de fluxion, et de n'accorder qu'à l'autre le titre d'inflammation. Sans rejeter entièrement cette distinction, il serait peu raisonnable d'y attacher trop d'importance ; car, ainsi que l'a fait observer Bichat, l'état de liberté ou de combinaison des liquides appelés dans les parties irritées n'est qu'un phénomène secondaire, une conséquence de l'irritation. Celle-ci constitue seule ce qu'il y a de véritablement fondamental dans les maladies inflammatoires ; elle seule détermine les phénomènes sympathiques les plus graves, indépendamment des altérations matérielles des organes affectés.

Une fois qu'une irritation se développe dans une partie du corps vivant, on voit commencer un travail qui peut se terminer ou par une prompte guérison, ou par la destruction et la mort des tissus enflammés, ou par la dégénérescence lente et la désorganisation complète de ces mêmes tissus. Dans le premier cas, l'irritation avortant pour ainsi dire à sa naissance, on observe la résolution plus ou moins rapide de l'inflammation; ou bien, la phlogose déterminant la sécrétion d'un liquide particulier, la suppuration a lieu. Dans le second, les parties, ne pouvant plus supporter l'excès d'action que leur imprime l'irritation, cessent de vivre et se gangrènent. Dans le troisième, enfin, la stimulation se perpétuant à un degré peu intense, la nutrition des organes qu'elle envahit est modifiée, leur parenchyme perd ses propriétés physiques, change d'aspect, et l'on voit se développer des masses ou des lames de tissus fibreux, cartilagineux, squirreux, et, enfin, des cancers, dont les ravages s'étendent au loin. L'irritation aiguë la plus simple, celle que provoque une blessure d'ailleurs légère, peut déterminer chacun des phénomènes que je viens d'énumérer.

La considération des nuances diverses d'altération que les parties enflammées peuvent présenter, mérite toutefois de fixer l'attention du praticien : elle permet fréquemment de reconnaître, à la simple inspection des organes, la violence et le degré d'ancienneté de la phlegmasie qui les affecte. L'observateur habile et exercé peut, en examinant avec attention les traces que les maladies compliquées laissent après elles sur les cadavres, distinguer les parties qui ont été le siége de phlegmasies récentes et sympathiques, de celles que l'irritation a envahies les premières.

Ces principes généraux étant admis, examinons l'influence qu'ils doivent exercer et sur la théorie et sur la pratique chirurgicales.

Tous les corps susceptibles de blesser nos organes agissent comme des causes très puissantes d'irritation. Qu'une partie ait été violemment contuse, que son tissu soit divisé, qu'elle ait éprouvé un déplacement brusque et inattendu, on voit bientôt les mouvements organiques y devenir plus violents, et les liquides pénétrer son tissu en plus grande quantité que dans l'état normal. Une tuméfaction inflammatoire, proportionnée à la susceptibilité du sujet et au degré de sensibilité locale, ainsi qu'à la texture plus ou moins vasculeuse des parties, apparaît en quelques instants et s'étend au loin. Les tissus irrités acquièrent alors des propriétés nouvelles : ils sont plus rouges, plus compactes ; leurs fonctions ne peuvent plus être que très difficilement exercées ; plusieurs d'entre eux, tels que le tissu cellulaire et les membranes séreuses, deviennent inextensibles et faciles à déchirer, soit qu'on veuille les allonger, soit qu'on les étreigne au moyen de ligatures. Cette dernière disposition est, pour le dire en passant, la cause du peu de succès qui suit les ligatures des artères, pratiquées sur des points où la tunique celluleuse de ces vaisseaux est déjà phlogosée. On voit alors ce tissu cellulaire se couper sous les fils ; et, comme la tunique moyenne de l'artère éprouve inévitablement le même sort, la tunique interne, qui reste seule intacte, étant trop faible pour résister à l'effort du sang, se rompt, et l'hémorragie reparaît. [1]

L'irritation et le mouvement inflammatoire qu'elle produit sont, lorsqu'ils deviennent trop considérables, les causes presque exclusives de tout le danger que font courir aux malades les lésions chirurgicales dont la mort n'est pas le résultat immédiat et mécanique. A la suite des

[1] Voyez la Médecine opératoire de Sabatier, nouvelle édition, tome I, *Prolégomènes.*

plaies du cerveau, du poumon, des viscères de l'abdomen, si le sujet ne périt pas à l'instant de la blessure, l'époque où se développera la phlogose des parties atteintes par le corps vulnérant est celle où la vie sera le plus fortement menacée. S'il ne se manifestait pas d'inflammation violente à la suite des lésions des parties extérieures du corps, on n'observerait jamais ni ces fièvres aiguës qui font assez fréquemment succomber les blessés, ni ces tuméfactions énormes dont la terminaison la plus ordinaire consiste, ou dans la formation d'abcès étendus et multipliés, ou dans d'intarissables suppurations, ou bien, enfin, dans des gangrènes profondes, qui ne laissent d'autre ressource que l'amputation des membres.

L'inflammation est toutefois une action des parties vivantes, sans laquelle ne se guérirait aucune des blessures faites aux êtres organisés. Sous ce rapport, elle est l'agent le plus puissant que la nature emploie pour remédier aux lésions de l'organisme. Mais, pour qu'elle soit salutaire, cette inflammation doit se renfermer dans de justes bornes, et ne consister que dans le degré d'excitation qui est indispensable pour l'exfoliation des parties désorganisées et la formation des cicatrices.

Le corps humain n'est pas susceptible, dans le cas qui nous occupe, de contracter plusieurs genres ou plusieurs espèces d'inflammations, dont les unes seraient adhésives, les autres suppuratives ou ulcéreuses, etc. On n'observe dans la nature que des degrés divers d'intensité dans les mouvements inflammatoires; degrés qui produisent des résultats variés, à raison, soit de la disposition des parties affectées, soit des quantités plus ou moins considérables, ou des qualités diverses des liquides qui les pénètrent.

Non-seulement l'irritation et la phlogose des tissus vivants succèdent constamment aux lésions produites par les corps extérieurs; ces affections sont encore le résultat inévitable de la plupart des opérations de la chirurgie. Pratiquez une ouverture au crâne, incisez les parois de la poitrine, pénétrez dans la vessie pour en retirer un corps étranger, extirpez une tumeur cancéreuse; retranchez, enfin, un membre tout entier : vous verrez toujours l'irritation se développer dans les parties que l'instrument a divisées, et souvent s'étendre, par continuité de tissu ou par sympathie, à des organes fort éloignés; et, comme après les blessures accidentelles, si le sujet ne succombe pas immédiatement, soit à la douleur, soit à la perte du sang, l'époque du développement de l'inflammation sera celle où la vie courra les plus grands périls Le chirurgien ne saurait jamais oublier sans danger cette importante observation; elle doit servir de base à sa pratique.

CHAPITRE II.

TRAITEMENT LOCAL DES MALADIES CHIRURGICALES AIGUES.

Il résulte des considérations précédentes que, dans tous les cas, ou de violences extérieures, ou d'opérations chirurgicales, l'accident le plus redoutable que le praticien ait à combattre est l'inflammation locale qui doit se développer. Il ne faut pas, cependant, se proposer d'empêcher entièrement la manifestation de ce mouvement inflammatoire. Ce but ne saurait être atteint, la nature elle-même ayant une tendance irrésistible à faire affluer les liquides dans les parties stimulées. D'ailleurs, lors même qu'une telle indication pourrait être remplie, il serait peu rationnel de l'entreprendre, puisque ce n'est qu'au moyen d'une inflammation indispensable que la guérison s'opère. Il ne faut pas non plus, dans le traitement des plaies, des contusions et des autres lésions du même genre, chercher à procurer le développement d'une inflammation adhésive ou résolutive, en même temps que l'on s'effor-

cerait d'écarter les phlogoses suppurative ou
gangréneuse. Adopter un semblable langage,
ce serait entrer de nouveau dans le domaine
des hypothèses ou des abstractions inutiles ; ce
serait substituer des expressions métaphoriques
et inexactes aux expressions toujours simples
de la vérité. Dans les circonstances qui nous occupent, le praticien doit se borner uniquement à modérer le mouvement inflammatoire
qui va se développer dans les parties blessées,
et à le contenir dans les bornes où il est avantageux sans pouvoir devenir nuisible.

Après avoir réduit les fractures et les luxations , réuni les plaies simples , méthodiquement pansé celles qui sont contuses, dilacérées
ou accompagnées de perte de substance , il
convient d'employer les moyens antiphlogistiques généraux et locaux les plus propres à s'opposer à l'apparition d'accidens graves. Les saignées générales et les applications locales, à la
fois calmantes et résolutives, conviennent parfaitement dans les premiers instants qui suivent
celui de la blessure. Si la peau était entamée ,
et que la suppuration fût inévitable , il serait
avantageux de ne couvrir la plaie que de charpie sèche. Il est presque inutile d'ajouter que
le repos de tout le corps, et spécialement celui

de la partie malade, les boissons adoucissantes et l'abstinence plus ou moins grande de tout aliment solide, sont autant de moyens qu'il convient de joindre à ceux dont je viens de parler.

L'ensemble de ces premières médications a pour objet : 1° de diminuer la quantité du sang, qui devient une cause secondaire très puissante de l'accroissement de la douleur et de l'irritation locale, toutes les fois qu'il pénètre avec abondance dans des parties déjà stimulées ; 2° de rendre ce liquide plus séreux, et de suspendre l'abord des matériaux nutritifs qui servent à le renouveler : on a observé qu'il est d'autant plus excitant, et, par conséquent, d'autant plus nuisible aux organes irrités, qu'il contient une plus grande proportion de molécules alibiles, et qu'il est plus riche en principes fournis par une alimentation animale ; 3° enfin de relâcher tout l'organisme, de diminuer la stimulation des principaux viscères, et, en rendant les sympathies moins actives, de prévenir le développement d'une partie des accidents graves dont elles sont la source.

Dans les premiers instants qui suivent les blessures, et avant que le mouvement fluxionnaire soit commencé, les saignées locales, qui seront si utiles aux époques plus avancées de la

maladie, jouissent-elles déjà d'une grande efficacité? La cause de la congestion inflammatoire
qui va s'opérer consiste alors uniquement, il
est vrai, dans la blessure elle-même, c'est-à-
dire dans le froissement, la dilacération, ou
la division des tissus. Elle est encore indépen-
dante de la présence du sang, puisqu'il n'existe
aucun engorgement aux parties affectées. On
croirait même que la saignée locale ne peut ni
modifier d'une manière notable l'impression
que ces parties ont reçue, ni par conséquent
diminuer les effets qu'elle doit produire. Cependant les sangsues, appliquées immédiatement après l'accident sur des parties contuses,
distendues, affectées d'entorses, de fractures
ou d'autres lésions du même genre, ont été fort
avantageuses. Elles semblent alors prévenir la
congestion locale, et leurs piqûres saignant encore à l'époque où l'afflux du liquide a lieu,
elles fournissent une issue facile au sang, qui
s'écoule au dehors à mesure qu'il est attiré dans
les parties par l'irritation : de cette manière le
système capillaire ne saurait s'engorger outre
mesure, et la phlogose avorte en quelque sorte
avant de naître. Il ne faut pourtant pas abuser
de ces saignées locales préservatives; elles ne
sont indispensables, et l'on ne doit, en géné-

ral, y recourir que dans les cas de lésions étendues, profondes et graves, et spécialement
contre les blessures des viscères. Les lésions
simples et superficielles ne réclament d'abord
que l'emploi des topiques émollients et résolutifs dont j'ai parlé plus haut. Les substances qui
n'irritent pas, comme une légère dissolution
d'acétate de plomb ou l'eau froide long-temps
continuée, diminuent directement la stimulation et la douleur des parties blessées ; elles at-
taquent le principe même du mal ; et il serait
peu rationnel d'abandonner entièrement leur
usage après les fractures, les distensions des
tissus fibreux, ou les contusions de nos organes.
Ces topiques ne réussissent pas sans doute complétement chez tous les sujets ; mais, aidés des
autres médications dont il a été question, ils
contribuent à rendre l'excitation des tissus
moins vive et l'inflammation qu'elle détermine
moins considérable.

Il est toutefois un autre moyen que l'on a
mis en usage avec le plus grand succès dans les
cas de contusion, d'entorse et même dans ceux
de plaies aux parties molles, et qui s'allie fort
bien aux précédents, pour prévenir les fluxions
inflammatoires ou pour diminuer leur violence :
ce moyen est la compression. Vantée, avec un

peu d'exagération peut-être, par les chirurgiens anglais, et entre autres par le docteur
J. Young, la compression est mise en usage
depuis long-temps avec le plus grand succès,
dans les cas dont il s'agit, par M. le professeur
Dupuytren : ses effets semblent souvent merveilleux. Elle paraît, en rapprochant et en
affermissant les parties contuses ou tiraillées,
et en diminuant la capacité de tous les vaisseaux, s'opposer à l'abord du sang dans la
partie malade et faire en quelque sorte avorter
la phlogose. Exercée sur les muscles, elle empêche leur contraction, et, maintenant les os
luxés ou fracturés dans leur situation, elle s'oppose à l'irritation nouvelle qu'ils détermineraient, si leur déplacement se reproduisait.
Mais, pour qu'elle soit salutaire, la compression doit s'étendre depuis la portion du membre
la plus éloignée du tronc jusqu'au-dessus de
l'endroit blessé. Cette disposition est nécessaire afin de prévenir l'étranglement de la partie
inférieure de l'extrémité. Il faut aussi que la
compression n'ait que le degré modéré de
force qui convient pour remplir l'indication
que l'on se propose ; plus violente, elle serait
douloureuse et nuisible ; en augmentant l'irritation, elle aggraverait le danger du sujet. La

compression, enfin, est rendue plus efficace
lorsque l'on trempe les bandes et les com-
presses qui servent à l'exercer dans quelque
liqueur résolutive, ou lorsqu'on les arrose continuellement avec l'eau froide.

Les chirurgiens les plus judicieux ont fait
depuis long-temps justice de cette manie rou-
tinière, qui consiste à couvrir les parties blessées de dissolution de muriate de soude, de
vin ou d'eau-de-vie camphrée, et de quelques
autres topiques irritants que l'on prodiguait
à grands flots dans les cas même de plaies
d'armes à feu. L'expérience a démontré que
ces liquides, loin de prévenir ou de modérer
le gonflement et l'inflammation, ne sont
propres qu'à hâter l'instant de leur apparition
et à les rendre plus considérables, en augmentant l'excitation des parties. L'eau pure a paru,
avec raison, le topique le plus simple et le plus
salutaire que l'on puisse employer chez un
grand nombre de blessés. Appliquée froide et
pendant un temps assez long, elle calme
promptement la douleur, s'oppose aux effets
de la stimulation produite par la blessure, et
à l'afflux des liquides. Employée tiède, lorsque
l'inflammation s'est développée, elle jouit à
un haut degré de la propriété émolliente; elle

calme et relâche les tissus, ralentit les mouvements organiques et favorise puissamment la
terminaison de la phlogose par résolution. On
se rappelle que c'est à l'hôpital militaire de
Strasbourg qu'ont été faits, par Lomberd,
l'un des plus savants chirurgiens militaires,
et par l'illustre académicien Percy, les essais
qui ont le plus contribué à constater les bons
effets de l'eau dans le traitement des maladies
chirurgicales. Je l'ai moi-même plusieurs fois
employée à l'armée, dans les cas de coups de
feu aux mains ou au voisinage des articulations, et jamais elle n'a trompé mon attente
ou démenti ce que les observateurs que je viens
de citer ont dit des avantages qu'elle peut
procurer.

Il serait superflu de parler longuement des
débridements, à la suite des plaies d'armes à
feu, ou des piqûres à travers les membres qui
sont entourés par de fortes aponévroses :
l'utilité de ces opérations, considérées comme
des moyens de rendre l'inflammation locale
moins violente et moins dangereuse, en préve-
nant l'étranglement des parties qu'elle affecte,
est depuis long-temps démontrée ; et le point
de pratique qui concerne les cas où l'on doit
spécialement y recourir est trop solidement

fixé pour qu'il soit nécessaire d'insister ici sur l'importance de leur emploi.

C'est surtout à la suite des opérations chirurgicales que le praticien doit veiller avec un soin extrême à ce qu'il ne survienne aucun accident inflammatoire susceptible de compromettre l'existence du malade. Son attention doit être dirigée avec d'autant plus de persévérance vers cet objet, qu'il a souvent porté l'instrument sur des parties déjà irritées ou phlogosées, et que, l'opération étant son ouvrage, il est en quelque sorte immédiatement responsable des résultats qu'elle peut entraîner. « Si les chirurgiens, dit M. Broussais, ont obtenu si peu de succès à la suite de l'opération du trépan, c'est qu'après l'exécution du procédé opératoire ils n'ont pas combattu avec assez d'énergie l'irritation du cerveau et de ses membranes, et qu'ils ont eu recours aux révulsifs sur les intestins avant le temps favorable, c'est-à-dire, avant d'avoir assez diminué l'excitation cérébrale par les saignées générales et locales. Si, après l'opération de la taille, on a souvent à déplorer la perte du malade, c'est que l'on n'a pas attaqué avec assez de force les cystites, les péritonites, les gastro-entérites consécutives à l'incision de la vessie et à l'extraction du calcul. » Ces réflexions sont applicables aux résections des articulations, à celles du col de la matrice, aux opérations de l'empyème, de la paracenthèse, de la hernie étranglée, et à la plupart de celles qui font partie de la haute chirurgie. « En un mot, ajoute encore M. Broussais, si les opérations, malgré l'habileté incontestable des chirurgiens français, sont fréquemment suivies de revers, c'est que l'on n'apporte pas assez d'attention à prévenir les inflammations qui doivent leur succéder, et que l'on ne met pas assez de persévérance et de vigueur dans le traitement débilitant et dans les évacuations sanguines qu'il convient de leur opposer. »

Ainsi donc, aussitôt que, malgré l'emploi rationnel des moyens indiqués plus haut, on voit la douleur, le gonflement et la rougeur se développer avec force dans les parties blessées, il faut recourir de nouveau aux évacuations sanguines. Mais alors les saignées générales sont moins convenables que celles que l'on opère au voisinage de la blessure. Les premières agissent sur l'ensemble du système circulatoire, et modèrent son excitation; mais elles ne conviennent que quand le sujet est fort, pléthorique, et que le pouls est plein, large et saillant : elles ne dispensent presque jamais, d'ailleurs, de recourir aux saignées locales. Celles-ci, en effet, portent directement leur action sur le système capillaire irrité ; elles le désemplissent, et, enlevant le sang qui accroissait la stimulation, maintiennent la phlogose dans de justes bornes. C'est avec raison que M. le professeur Gama leur donne le nom de régulateurs des inflammations locales.

Pour obtenir des saignées locales tout l'effet qu'elles peuvent procurer, il faut appliquer les sangsues sur le lieu même de la blessure, si la peau n'est pas enflammée, ou à son voisinage et le plus près possible, si les téguments sont divisés ou irrités. Il importe aussi, après une première application proportionnée à la violence et à l'étendue de la maladie, de réitérer l'emploi de ces animaux, lorsque la phlogose continue sa marche. Mais alors, au lieu de procéder encore par grandes masses de sangsues, il vaut mieux les diviser et les appliquer successivement. De cette manière, on entretient, au voisinage de l'inflammation, un écoulement sanguin permanent, une sorte de canal de dérivation, qui, en peu de temps, fait tomber la phlogose. M. Demours emploie ainsi les saignées locales avec le plus grand succès dans les cas d'ophthalmie ou d'autres inflammations de l'œil et de ses parties accessoires. J'ai plusieurs fois combattu de la même manière, et toujours heureusement, soit des gastrites, soit des cystites, soit des inflammations articulaires à la suite de blessures au voisinage de ces parties. Une observation qu'il importe d'avoir présente à l'esprit en employant ce moyen, c'est que le nombre des sangsues qui restent appliquées sur les parties, et dont les piqûres constituent le canal de dérivation, doit être proportionné à la violence, à l'étendue et au danger de la maladie. Ainsi, dans les cas d'ophthalmie ou de panaris, on peut se borner à entretenir deux ou trois sangsues autour de l'œil ou sur le doigt ; les inflammations articulaires, celles de l'encéphale, de la vessie ou du péritoine, exigent souvent qu'il en reste huit, dix, quinze ou vingt. On commence alors par en appliquer le nombre qui doit rester, et, à mesure que l'une d'elles tombe, on la remplace par une autre. La durée de l'application doit être prolongée jusqu'à ce que la douleur, la rougeur, la chaleur et le gonflement soient notablement diminués. Lorsque l'on est parvenu à

ce point, l'écoulement, qui se continue pendant quelque temps encore par les piqûres,
suffit ordinairement pour achever de faire
avorter la phlogose. J'ai plusieurs fois constaté que vingt, trente ou quarante sangsues,
appliquées de cette manière, produisent beaucoup plus d'effet que si on les appliquait à la
fois ou en deux ou trois portions.

Aux saignées locales il faut joindre l'application des fomentations ou des cataplasmes
émollients, les bains généraux et locaux, l'abstinence absolue de tout aliment solide et même
des bouillons, l'usage de boissons délayantes et
de lavements mucilagineux. Il est rare qu'un
traitement ainsi combiné, dirigé avec sagesse
et persévérance, ne réussisse pas. Si cependant
l'irritation refusait de céder, il conviendrait d'a-
jouter aux antiphlogistiques locaux l'usage des
révulsifs portés ou sur la membrane muqueuse
gastro-intestinale, ou sur les téguments, au
moyen soit de purgatifs continués à petite
dose, soit de vésicatoires promenés dans le
voisinage du siége de la maladie. Mais il ne faut
pas oublier que ces moyens ne conviennent
que quand les évacuations sanguines ont produit un dégorgement salutaire et une grande
diminution dans la violence de l'inflammation.

Jusque-là, loin d'être utiles, la stimulation qu'ils produiraient sur d'autres organes augmenterait sympathiquement celle que l'on veut combattre. En un mot, faisant abstraction de la cause de la maladie et de l'altération physique des tissus, il faut se conduire dans le traitement des lésions chirurgicales aiguës, comme s'il existait seulement une inflammation grave dans les organes affectés.

L'observation clinique démontre chaque jour avec plus de force que les saignées locales constituent le moyen le plus sûr de combattre les inflammations. Les phlegmasies aiguës du poumon et du foie sont peut-être les seules qui fassent exception à cette règle, et pour le traitement desquelles les saignées générales l'emportent sur les autres en efficacité [1]. Mais, dans

[1] Cette différence me paraît tenir à ce que le foie et le poumon reçoivent, indépendamment du sang qui leur est apporté par leurs vaisseaux propres et nourriciers, une autre quantité de ce liquide qu'ils sont chargés de recevoir et d'élaborer. Or, la soustraction d'une partie du sang qui doit être modifié par ces organes, est le seul moyen que nous possédions de ralentir leurs fonctions et de leur procurer une sorte de repos. La saignée générale agit donc moins alors en diminuant directement l'inflammation, qu'en rendant moins considérable le travail que doivent exécuter, dans un temps donné, le poumon et le foie. Cette circon-

tous les cas de lésion des parties extérieures du corps, c'est à ces dernières qu'il faut recourir. Parmi les chirurgiens qui ont fait un usage aussi heureux que fréquent de ce moyen, M. Janson, chirurgien en chef de l'Hôtel-Dieu de Lyon, mérite une place distinguée. Ce praticien, ayant observé que les veines qui partent des lieux enflammés sont presque toujours tuméfiées et remplies de plus de sang que dans l'état ordinaire, a fait pratiquer l'ouverture de celles qui avoisinent les parties blessées ou irritées. Les saignées locales de ce genre sont-elles aussi efficaces que celles que l'on obtient par l'application des sangsues? Je ne le pense pas ; mais l'expérience peut seule résoudre positivement cette question. Dans tous les cas, l'ouverture des veines près des organes phlogosés présente des avantages précieux. D'abord, elle peut être exécutée sans accroître, même momentanément, la douleur locale, comme le font quelquefois les sangsues appliquées trop près du siége de la maladie. En second lieu, elles n'entraînent point de frais, ce

stance se reproduit, mais à un degré plus faible, pour la rate et les reins, organes parenchymateux, qui, recevant de gros troncs artériels, n'ont presque aucune communication directe avec l'extérieur du corps.

qui est d'une assez grande importance dans les hôpitaux , et l'on peut les exécuter dans tous les pays et dans toutes les circonstances. A l'armée, surtout, où l'on est souvent privé des'ressources de la pharmacie , les saignées ainsi pratiquées coustituent un moyen précieux dont les chirurgiens militaires devront faire souvent usage. Enfin, l'ouverture des veines permet de mesurer exactement la quantité de sang évacué : ce qu'il est toujours fort difficile de faire lorsque l'on emploie les sangsues. Mais, quoique l'ouverture des veines qui ont leurs radicules dans les parties irritées, agisse directement sur les vaisseaux capillaires de ces parties, la déplétion qu'elles·opèrent est peut-être trop rapide pour produire des effets aussi heureux que l'application des sangsues. Quoi qu'il en soit de ces conjectures, on doit savoir gré à M. Janson d'avoir fixé l'attention des praticiens sur cette méthode d'opérer les déplétions locales. Il est à désirer que l'on réunisse promptement un assez grand nombre d'observations comparatives pour en fixer définitivement la valeur.

S'il était besoin d'apporter ici de nouvelles preuves en faveur de l'efficacité d'un traitement antiphlogistique convenable à la suite des lésions chirurgicales aiguës, je ne serais em-

barrassé que du choix des observations qu'il
me faudrait citer. Pourquoi, par exemple, les
plaies pénétrantes des grandes articulations
ginglymoïdales étaient-elles, naguère encore,
considérées comme des cas où l'amputation
doit être nécessairement pratiquée? Pourquoi
les luxations complètes avec déchirure des ligaments, des articulations du genou, du coude,
de la jambe avec le pied, étaient-elles réputées
si dangereuses que la plupart des chirurgiens
n'hésitaient pas à sacrifier les parties qui en
étaient le siége? Cette crainte exagérée d'accidents redoutables et d'inflammations souvent
funestes dépendait incontestablement de ce
que les praticiens ne savaient pas alors employer les saignées locales avec assez d'énergie
pour prévenir ou pour combattre efficacement
les phlegmasies aiguës qui succèdent aux lésions dont il s'agit. On savait depuis long-
temps que le repos absolu des membres, que
l'attention de ne pas laisser pénétrer l'air dans
les cavités synoviales; que les applications
émollientes sont des moyens fort utiles dans
tous les cas de blessure des articulations. J. L.
Petit avait appris aux chirurgiens à ne pas
redouter les débridements étendus autour de
ces parties. Mais il fallait ajouter à ces médica-

tions les saignées locales abondantes et réitérées, sans lesquelles elles sont ordinairement
insuffisantes. Aussi, depuis quelques années
que l'on fait généralement usage de ce moyen,
compte-t-on déjà un assez grand nombre
d'exemples de coups de feu et d'autres blessures
aux grandes articulations, qui ont été guéris,
non-seulement avec la conservation des parties,
mais encore sans que les mouvements aient
éprouvé de gêne très-considérable.

Je pourrais citer également un grand nombre de contre-épreuves, c'est-à-dire d'observations où l'on verrait que l'oubli des préceptes
indiqués a été suivi des plus déplorables conséquences. Parmi les faits de ce genre que je
possède, je me bornerai à rapporter le suivant.
Un homme entra, dans le courant de 1816,
dans un hôpital ; il avait reçu un coup de sabre
à la partie externe et postérieure du genou
droit. Le ligament latéral externe de l'articulation était divisé ; et la capsule, ouverte dans
l'étendue d'environ deux pouces, laissait voir
le 'fibro-cartilage de ce côté, ainsi que la partie postérieure du condyle fémoral externe.
Le blessé était jeune, vigoureux, d'une constitution sanguine et nerveuse. Rien dans la
plaie n'annonçait cependant qu'elle dût avoir

une issue funeste : il n'existait à ses bords qu'un médiocre écartement, qui disparaissait par la flexion de la jambe ; aucune contusion n'avait eu lieu, et la partie n'était encore le siége d'aucune douleur. Le chirurgien chargé du service voulait toutefois procéder sur-le-champ à l'amputation ; mais, arrêté par les observations de quelques assistants, il plaça le membre dans la demi-flexion, rapprocha les lèvres de la plaie, et fit pratiquer une saignée au bras.

La première nuit et le jour suivant furent assez calmes. Vers le soir de ce second jour des douleurs vives et lancinantes se manifestèrent ; leur intensité augmenta graduellement, et bientôt elles devinrent insupportables. Elles s'étendaient, comme par irradiation, du point de la blessure au reste de l'articulation, et le malade, extrêmement agité, avait le pouls dur, fréquent et serré. Le chirurgien de garde appliqua trente sangsues autour du genou. Une grande quantité de sang s'écoula par les piqûres, et l'on favorisa sa sortie au moyen d'un cataplasme émollient. A peine cette saignée locale était-elle commencée, que la douleur se dissipa comme par enchantement ; le malade redevint calme et dormit jusqu'au matin. Dans la nuit suivante les accidents reparurent, mais avec moins d'intensité que la veille, et comme on n'osa pas renouveler l'application des sang-sues, ils étaient très-violents à la visite du matin. Quelques personnes proposèrent alors de recourir de nouveau à la saignée locale; mais le chirurgien en chef déclara ne plus vouloir temporiser : l'adynamie lui paraissait devoir être l'inévitable résultat d'une autre évacuation sanguine, et il décida que l'amputation serait faite immédiatement. Elle fut supportée avec un admirable sang-froid par le blessé et couronnée d'un entier succès. A l'examen des parties on ne trouva aucune rougeur notable, ni sur les cartilages, ni sur la membrane synoviale, ni dans les tissus fibreux qui affermissent l'articulation. Il semblait qu'il n'y avait eu encore dans ces parties qu'une simple irritation, l'afflux de liquides ne s'étant pas encore opéré, ou ayant été si faible que la section des vaisseaux du voisinage, pendant l'opération, avait suffi pour dissiper les traces fugitives de ce commencement de travail inflammatoire.

Ce fait fournit une preuve nouvelle de la funeste influence que ce fantôme d'adynamie exerçait, il y a peu de temps encore, sur la pratique chirurgicale. En rapprochant l'observation précédente de plusieurs autres faits analogues dont j'ai été témoin, je ne puis me défendre de croire que des moyens antiphlogistiques plus actifs et continués avec plus de persévérance auraient pu conserver au malade le membre dont on l'a privé.

Les saignées locales sont utiles chez un grand nombre de sujets, pour assurer le succès des procédés chirurgicaux. Ainsi, par exemple, après l'exacte réunion des bords d'une plaie, si l'inflammation locale est trop vive, on verra l'adhésion ne point avoir lieu et la suppuration rendre inutiles tous les efforts employés pour la prévenir. Dans ces cas, l'application de quelques sangsues près des bords tuméfiés et douloureux de la division dissipe, ainsi que l'a fait observer M. Gama, cet excès d'irritation et maintient sûrement la phlogose dans les limites où elle produit l'agglutination des parties rapprochées. A la suite des amputations, on voit souvent le moignon devenir le siége d'un gonflement inflammatoire énorme, soit par le fait seul de l'action de l'instrument tranchant, soit à la suite de la ligature de quelques filets nerveux, soit par l'irruption trop brusque du sang dans les vaisseaux qui naissent du tronc artériel au-dessus du point de la ligature. Dans ces occasions, après une ou deux saignées générales, rien ne peut remplacer les sangsues : appliquées sur la partie tuméfiée , elles préviennent sûrement ces fusées étendues qui dissèquent pour ainsi dire et séparent les muscles les uns des autres ; ces dénudations des os, qui donnent lieu à des suppurations interminables et retardent de plusieurs mois la guérison des malades ; ces conicités des moignons , qui rendent les cicatrices si fragiles et s'opposent à l'application des moyens mécaniques à l'aide desquels on peut remplacer les membres perdus. Enfin , lorsque, après la ligature des gros troncs artériels, on voit le sang pénétrer avec trop de force dans les branches collatérales, distendre et irriter les vaisseaux capillaires qui les terminent, et provoquer l'augmentation de la température des parties supérieures des membres , tandis que les portions inférieures restent froides, l'application des sangsues sur les premières, en même temps qu'on enveloppe les autres de sachets chauds , contribuerait puissamment à régulariser le mouvement circulatoire, et à assurer la conservation des parties.

L'usage des moyens antiphlogistiques et des saignées locales dans le traitement de la plu-

part des lésions aiguës dont les parties extérieures du corps peuvent être le siége, rend
actuellement plus rares qu'elles ne l'étaient
autrefois, les occasions où les opérations chirurgicales sont indispensables. Par son union
avec une médecine plus rationnelle et plus physiologique, la chirurgie est déjà devenue plus
conservatrice. Les plaies d'armes à feu, les contusions étendues et profondes, guérissent actuellement sans qu'il soit aussi souvent nécessaire
que le croyaient nos prédécesseurs de retran-
cher les parties malades. A la suite des plaies
de tête, l'application des sangsues au cou, aux
tempes, à la nuque, ou mieux encore sur les
parties frappées elles-mêmes, suppléent fréquemment à l'opération du trépan. Ce moyen,
aidé des saignées générales, de la diète et des
boissons délayantes, est plus utile, surtout dans
les premiers temps de l'irritation cérébrale,
que cet émétique en lavage dont Desault s'exa-
géra à lui-même les avantages et l'efficacité.
La même observation peut être faite dans les
cas de plaies à la poitrine ou à l'abdomen. Lorsque nous arriverons à la seconde partie de ce
travail, nous verrons encore, en traitant des
maladies chroniques des parties extérieures du
corps, que, dans une foule de circonstances,

les saignées locales peuvent rendre inutiles les opérations les plus graves de la chirurgie. En effet, les dégénérescences scrofuleuses, les cancers, les ulcères rongeants, les tumeurs blanches, les sarcocèles, et une multitude d'autres lésions, réputées incurables autrement que par le fer ou le feu, ont été récemment guéries par un traitement antiphlogistique général et local, proportionné à l'étendue du mal et aux forces des sujets. Ces conquêtes de la chirurgie, durant les dernières années qui viennent de s'écouler, sont aussi glorieuses, et peut-être plus profitables à l'humanité, que ne le furent les nombreux perfectionnements dont les procédés opératoires et les instruments chirurgicaux ont été l'objet à la fin du siècle précédent.

Un des résultats les plus remarquables de l'application des principes de la médecine physiologique à la chirurgie, c'est que les praticiens qui ont adopté les bases de la nouvelle doctrine n'ont presque plus d'occasion d'observer ces gonflements inflammatoires énormes qui étaient autrefois si fréquents, et qui, désorganisant les parties, rendaient les amputations nécessaires, lorsqu'ils ne faisaient pas périr les sujets. Ces résultats sont analogues à ceux que l'on a obtenus par le nouveau traitement des gastro-entérites, affections qui avortent presque toutes, et qui ne parviennent que chez un petit nombre de malades à ce degré d'intensité qui donne lieu aux phénomènes de l'adynamie et de l'ataxie. La grande quantité de sangsues que l'on applique avec tant de succès dans les inflammations viscérales, doit encourager les chirurgiens à ne pas ménager le nombre de celles dont ils couvrent les parties extérieures irritées. Une saignée locale trop peu abondante est fréquemment plus nuisible qu'utile, en ce qu'èlle détermine, vers la région qui en est le siége, une congestion plus forte que celle qu'elle était destinée à combattre. Il faut donc agir avec énergie, et quarante à cinquante sangsues employées à la fois sont, en général, nécessaires dans tous les cas d'irritations graves et profondes; souvent même est-il indispensable d'y revenir à plusieurs reprises lorsque la phlogose est opiniâtre.

Ces principes généraux de thérapeutique sont applicables aux inflammations des parties extérieures du corps, telles que le phlegmon, l'érysipèle, le furoncle et l'anthrax, aussi bien qu'aux irritations produites par les plaies, les contusions, les fractures, etc. Il ne faut pas oublier toutefois que, dans le furoncle et l'anthrax, le

tissu cellulaire étant frappé de mort par étranglement, il faut recourir aux incisions, qui abrè-
gent et facilitent le travail de la nature, en dé-
bridant les parties et en donnant issue aux bour-
billons. Ces incisions, rendues cruciales ou en
étoiles et prolongées jusqu'aux limites de la tumeur, constituent le moyen le plus efficace de
borner les progrès de l'anthrax. Dans les cas
de charbon et de pustule maligne, il est urgent
de cautériser les parties gangrenées et celles
qui sont le plus immédiatement menacées de
mortification, afin d'anéantir le mal et d'exciter dans les tissus voisins une inflammation
plus salutaire, qui les préserve de la destruction. Hors ces cas, la gangrène étant le résultat de l'excès de la phlogose locale, les praticiens judicieux se garderont bien de vouloir
la prévenir ou la borner par l'application de
topiques irritants. Ces moyens ne sont propres
qu'à accroître l'intensité de la phlogose dans
les parties encore vivantes, et à hâter l'époque
et les progrès de leur mortification. C'est à
l'aide des antiphlogistiques que l'on prévien-
dra le plus sûrement la manifestation et les
progrès des gangrènes extérieures, en contenant les inflammations qui les déterminent
dans de justes bornes. L'adage qui a eu, dans

la pratique de la chirurgie, comme dans celle
de la médecine, les conséquences les plus funestes, est peut-être le suivant : « Lorsque,
dit un écrivain moderne, plus remarquable
par le brillant du style que par la profondeur
et la justesse des pensées ; lorsque la prostration des forces vient compliquer une inflammation, quel que soit son siége, ne craignez
pas de l'augmenter par l'emploi des toniques.[1] »
Il est aujourd'hui parfaitement démontré que
cette prostration dépend presque toujours ou
de l'excès de l'inflammation locale, ou de la
phlegmasie sympathique de l'estomac et des
intestins, et que cet axiome, indépendamment
de ce qu'il est absurde en théorie, serait très
dangereux s'il était suivi à la rigueur dans la
pratique.

[1] Nosographie chirurgicale, tom. I, pag. 204, 5ᵉ édit.

CHAPITRE III.

PHÉNOMÈNES SYMPATHIQUES DÉTERMINÉS PAR LES LÉSIONS CHIRURGICALES AIGUES.

Toutes les fois qu'une vive irritation se développe à l'extérieur du corps, elle détermine sympathiquement un trouble plus ou moins considérable dans les fonctions des principaux viscères de l'économie. La fièvre se développe. Lorsque ce mouvement fébrile est simple, il présente à l'observateur les caractères de ce que l'on nomme fièvre inflammatoire ; et quand il succède à des plaies ou à d'autres violences externes, on lui donne le nom de fièvre traumatique. Chez les sujets où cette fièvre existe en même temps qu'une sécrétion bilieuse ou muqueuse abondante, et chez ceux où il survient soit un affaiblissement profond de l'organisme animal, soit une perversion d'action du système nerveux, les praticiens disent ordinairement qu'elle a dégénéré, ou qu'elle s'est convertie en fièvre bilieuse, muqueuse, adynamique ou ataxique. Examinons dans quelles circonstances et suivant quel mécanisme s'opèrent ces prétendues dégénérations.

Les viscères ne sont pas tous disposés à recevoir avec une égale intensité les irradiations sympathiques produites par les lésions des parties extérieures du corps. Le cerveau, l'estomac et le cœur paraissent former, au milieu de l'organisme vivant, des points centraux vers lesquels convergent tous les mouvements vitaux insolites, déterminés par les irritations des autres organes. Le premier de ces viscères reçoit, au moyen des nerfs, l'impression sympathique produite par la partie irritée, et il la réfléchit dans toutes les divisions de l'arbre nerveux, et surtout vers le centre épigastrique et vers le cœur. Alors, les signes de la gastro-entérite et l'accélération du pouls se manifestant, le mouvement fébrile commence. Si, lors de l'invasion de la maladie, tous les organes sont dans leur état normal et que la lésion extérieure soit modérée, l'excitation fébrile est peu violente et ne présente aucun danger. On observe les phénomènes suivants: pulsations fortes, amples et fréquentes des artères, soif médiocre, inappétence, dégoût pour les substances animales, désir de prendre des boissons froides et acidulées, rougeur à la pointe et aux bords de la langue, dont la partie moyenne est humide et blanchâtre, chaleur augmentée et halitueuse de la peau, urines d'abord rares, limpides et colorées, ensuite sédimenteuses et abondantes. Vers le second, le troisième ou le quatrième jour, tous ces phénomènes diminuent en même temps que la suppuration se manifeste à la plaie et que la vive inflammation des parties affectées se dissipe.

Telle est la marche ordinaire et la plus avantageuse des accidents. Mais si, à l'époque où la fièvre symptomatique se développe, les viscères, à l'excitation desquels elle est due, sont soumis à l'influence d'autres causes d'irritation, ou s'ils sont déjà plus ou moins fortement irrités, les phénomènes indiqués plus haut acquièrent un surcroît d'intensité, ou même d'autres affections se manifestent. Supposons, par exemple, qu'un sujet bilieux, dont l'appareil gastro-hépatique est fort irritable, soit blessé, n'est-il pas évident que la gastro-entérite qu'il éprouvera à l'époque de l'inflammation des parties lésées, sera plus vive que chez un homme pourvu d'une organisation différente? Chez lui, l'irritation de l'estomac se compliquera d'une sécrétion bilieuse abondante, de nausées, de vomissements de matières verdâtres, amères et porracées; de diarrhée bilieuse; d'une teinte jaunâtre répandue sur toute la périphérie du corps, en un mot, de tous les signes des prétendues fièvres bilieuses. Que le blessé dont il s'agit soit au contraire disposé à la sécrétion muqueuse ; qu'il ait une grande quantité de matières saburrales dans les voies alimentaires, sera-t-il surprenant que ces circonstances déterminent de grandes modifications dans les symptômes de la gastro-entérite, et produisent tous les phénomènes des fièvres muqueuses ? Si l'inflammation extérieure est très-considérable, ou si, la gastro-entérite ayant eu d'abord l'une des formes précédentes, on lui a opposé des vomitifs, des purgatifs et des amers qui l'ont exaspérée, il se pourra que la phlogose de l'estomac et des intestins acquière un très haut degré de violence, et détermine les symptômes de la fièvre adynamique. Enfin, s'il s'agit d'un sujet nerveux, fort irritable et doué d'une grande susceptibilité cérébrale, on verra le cerveau ou ses membranes, participant à l'irritation du canal digestif, donner lieu à des aberrations de la sensibilité, déterminer des convulsions, ou occasioner un délire tantôt gai, tantôt sombre ou furieux ; en un mot, provoquer ces perversions d'actions qui caractérisent l'état ataxique.

C'est ainsi que, les principes ou les causes

des maladies restant les mêmes, l'observateur attentif voit ces dernières se multiplier, pour ainsi dire, et revêtir mille formes variées, suivant la nature et les modifications infinies des cons-titutions individuelles.

Une règle générale dont la méditation est de la plus haute importance dans les cas qui nous occupent, c'est que l'intensité des fièvres symptomatiques produites par les lésions externes est constamment en rapport avec la force et l'étendue de ces lésions, ainsi qu'avec la sensibilité des parties qui en sont le siége. Ainsi, à la suite des fractures simples et des plaies non compliquées des parties molles, l'excitation fébrile est peu violente et passagère : elle acquiert au contraire une force très-considérable et devient dangereuse, lorsque les membres sont brisés par des causes directes, ou désorganisés par les projectiles que la poudre à canon met en mouvement. Enfin, une inflammation vive de l'extrémité d'un doigt fait plus souffrir, et détermine des phénomènes sympathiques plus multipliés et plus graves que celle d'une portion, même fort étendue, du tissu cellulaire sous-cutané de toute autre partie.

Ce ne sont pas seulement des nuances diverses de la gastro-entérite et de la surexcitation cérébrale qui peuvent survenir à l'occasion des irritations produites par les lésions des parties extérieures du corps. Toutes les fois que les sujets blessés ont un organe plus sensible ou plus irritable que les autres, cet organe est éminemment disposé à s'enflammer à l'époque où la fièvre traumatique doit paraître. Ce fait, qui est incontestable, dépend de ce que les organes irrités forment dans l'économie des centres accidentels d'action, vers lesquels convergent tous les mouvements sympathiques. L'observation clinique a démontré, par exemple, que des pneumonies, des pleurésies, des hépatites, des néphrites, des cystites et même des arthrites, se sont manifestées à l'occasion des blessures les plus simples, chez des sujets dont la plèvre, le poumon, le foie, les reins, la vessie ou les articulations étaient déjà irritées ou disposées à s'enflammer. C'est une loi de l'économie vivante, que les parties phlogosées constituent en quelque sorte des foyers nouveaux de vitalité, qui changent absolument l'ordre des sympathies. Dans l'état normal, les organes ont entre eux des relations déterminées par le degré de susceptibilité de chacun d'eux, et l'estomac est celui de tous qui est uni au reste du corps par les sympathies les plus étroites. Mais,

dans l'état pathologique, lorsqu'une autre partie est douée d'un excès de vitalité, elle devient,
par cela même, le point de l'organisme le plus
sensible ; toutes les excitations convergent vers
elle, et sa phlogose aiguë peut être le résultat
du trouble excité par toute autre inflammation.

Les phlegmasies dont il s'agit, et dont les
blessures déterminent sympathiquement l'apparition dans d'autres organes que le canal digestif, ne remplacent pas, à proprement parler,
la gastro-entérite ; elles la précèdent, ou se développent en même temps qu'elle, et lui donnent
un surcroît de force. La fièvre en devient plus
violente ; et l'économie, présentant des points
de phlogose et d'irritation plus multipliés, voit
par cela même augmenter le danger qui la
menace.

Ces considérations sont de la plus haute importance dans la théorie et dans la pratique
médico-chirurgicales ; elles servent à expliquer
une multitude de phénomènes morbides, et fournissent les bases du traitement prophylactique
ou curatif d'un grand nombre d'affections internes qui compliquent les blessures.

CHAPITRE IV.

TRAITEMENT DES IRRITATIONS INTERNES QUI COMPLIQUENT LES LÉSIONS CHIRURGICALES.

Les indications curatives que présentent les maladies internes, qui peuvent compliquer les lésions aiguës des parties extérieures du corps, sont faciles à déterminer, d'après les détails physiologiques et pathologiques dans lesquels je suis entré. Elles consistent : 1° à rendre le plus faible possible l'inflammation locale qui est la cause primitive de tous les accidents ; 2° à combattre les dispositions que les sujets peuvent présenter, soit à l'irritation violente des organes digestifs, soit à la phlogose de quelque autre viscère ; 3° à écarter des blessés toutes les causes d'inflammation qui pourraient, ou rendre plus intenses les lésions sympathiques dont ils sont menacés, ou développer chez eux d'autres phlegmasies ; 4° enfin, à détruire les accidents dont il a été impossible de prévenir le développement.

1° *Diminuer la violence de l'inflammation locale.* Le moyen le plus assuré et le plus effi cace de rendre la fièvre traumatique moins vive et de s'opposer à la manifestation de phlegmasies sympathiques intenses chez les blessés, consiste à faire usage du traitement antiphlogistique dont j'ai précédemment exposé les avantages. Des pansements doux, une situation convenable de la partie affectée, l'application de topiques émollients, et surtout les saignées générales et locales, tels sont les moyens sur l'emploi desquels il faut le plus insister. On se rappelle encore l'observation de notre bon Paré, qui, ne pouvant cautériser tous les blessés qui avaient reçu des coups de feu, trouva ceux sur lesquels l'huile bouillante avait été appliquée en proie à d'horribles douleurs et agités par une fièvre très-vive ; tandis que les autres, sur le sort desquels il avait conçu de si grandes inquiétudes, étaient calmes et sans aucune fièvre. Je me suis plusieurs fois assuré, dans ces derniers temps, qu'il est presque toujours possible d'arrêter la marche de la fièvre traumatique, ou même de prévenir son développement, en couvrant les parties affectées de sangsues aussitôt que la congestion inflammatoire commence à se former, et en soumettant le blessé à une diète sévère, ainsi qu'à l'usage de boissons adoucissantes et à d'autres moyens du même genre. Il m'est arrivé, par exemple, de dissiper, en peu d'heures, un panaris commençant, ainsi que l'agitation fébrile qui l'accompagnait, en appliquant quelques sangsues sur le doigt qui en était le siége.

Lorsque la fièvre paraît exclusivement entretenue par une inflammation locale intense, il est fréquemment possible d'y remédier au moyen d'opérations qui font promptement cesser cette dernière. Il n'est pas de chirurgien qui n'ait observé que l'incision des parties irritées et étranglées est presque toujours suivie de la prompte disparition de la douleur, de l'accélération du pouls et des autres accidents qui l'accompagnaient. Ces incisions et les saignées locales sont encore les moyens les plus efficaces que l'on puisse opposer à ces inflammations aiguës dans lesquelles le tissu cellulaire sous-aponévrotique du crâne est fortement comprimé, et qui font souvent des ravages si étendus et si dangereux. A la suite des plaies d'armes à feu, la phlogose est, chez beaucoup de sujets, le résultat de ce que les ouvertures n'ont pas été agrandies, ou de ce que le trajet de la blessure recèle des corps étrangers.

Ces circonstances étant reconnues, les débridements convenables doivent être immédiatement pratiqués : il n'est jamais trop tard pour y recourir. A Dresde , je pus observer un grand nombre de blessés dont les coups de feu à travers les membres n'avaient pas été débridés sur-le-champ , soit parce qu'ils ne paraissaient pas devoir exiger cette opération , soit parce que des femmes ou d'autres personnes ignorantes avaient appliqué les premiers appareils. Au cinquième ou au sixième jour de leurs blessures , ces infortunés étaient en proie à d'horribles douleurs ; une agitation extrême, une fièvre violente les tourmentaient ; leurs membres, gonflés, chauds, tendus, rénitents, ne pouvaient supporter la plus légère pression. Le canal des plaies était oblitéré par le gonflement des chairs. Malgré la violence de ces accidents inflammatoires et de l'irritation locale, malgré l'époque déjà éloignée de l'invasion de la maladie , je n'hésitai pas à pratiquer chez tous ces militaires des débridements étendus , et propres à rendre aux tissus phlogosés et comprimés une entière liberté. Les balles que renfermaient plusieurs de ces plaies, furent en même temps extraites. Non-seulement aucun accident ne suivit ces opérations, qui furent toutefois plus douloureuses que celles que l'on pratique sur des tissus sains ; mais chez tous ceux qui les supportèrent, la fièvre tomba, l'agitation fut calmée, et, trois jours après, l'ambulance d'évacuation, que ces hommes encombraient, devint libre par leur départ. Il ne faudrait pas hésiter davantage, si l'inflammation était exaspérée par des esquilles détachées de quelques os.

Lorsque, à la suite des fractures, une vive inflammation envahit les parties molles, on conseille assez généralement de remettre la réduction jusqu'à ce que cet accident se soit dissipé; mais la cause la plus puissante de cette inflammation consiste évidemment dans les aspérités des os, qui déchirent le tissu cellulaire, les muscles et quelquefois les nerfs du voisinage. Temporiser, c'est laisser à cette stimulation permanente les moyens d'acquérir le plus haut degré de violence et de désorganiser les parties. Il faut donc procéder immédiatement à la réduction. Les os étant affrontés et maintenus dans leur situation, la tuméfaction locale diminue bientôt et se dissipe enfin complétement. Cette pratique est la seule rationnelle et digne d'une chirurgie éclairée, elle est depuis long-temps suivie par M. le professeur Dupuytren.

2° *Combattre les irritations antérieures des*

viscères. Des chirurgiens célèbres, et entre autres l'illustre Lamartinière , ont établi le précepte de faire vomir, à l'armée surtout, la plupart des hommes atteints de plaies d'armes à feu, avant le développement de la fièvre traumatique. Cette méthode a trouvé de nos jours encore des partisans , malgré les progrès immenses de la physiologie pathologique. L'émétique, disent les admirateurs de Lamartinière , a l'avantage d'évacuer les premières voies et de prévenir l'apparition des embarras gastriques et intestinaux , si fréquents chez les soldats. Ces praticiens croient aussi, par cette médication vomitive , s'opposer efficacement à la manifestation des prétendues fièvres bilieuses , muqueuses ou putrides, auxquelles les blessés sont , suivant eux , fort exposés [1].

Il est vrai que les militaires en campagne, soumis à de grandes fatigues, à l'usage de mauvais aliments , livrés à des excès de régime qui, pour être quelquefois peu fréquents, sont d'autant plus dangereux qu'ils alternent avec de cruelles privations ; il est vrai , dis-je, que des hommes exposés à toutes ces causes de mala-

[1] *Voyez* : Richerand, *Nosographie chirurgicale*, tom. I, pag. 2ᵣ7. Boyer , *Traité des maladies chirurgicales et des opérations qui leur conviennent*, tom. I, p. 390.

dies ont presque constamment les organes digestifs, ou irrités, ou disposés à contracter des inflammations graves à l'époque où leurs blessures détermineront le développement de la fièvre traumatique. Mais rien n'autorise l'abus que font alors certaines personnes des vomitifs et des purgatifs. Il suffit d'examiner les militaires atteints de plaies d'armes à feu, pour voir que cette pratique banale et perturbatrice ne doit être employée qu'avec une extrême réserve, et ne saurait convenir que chez un très petit nombre d'entre eux.

Parmi les hommes que l'on reçoit, à l'armée, dans les ambulances, il en est qui ont fait pendant long-temps usage d'aliments crus, indigestes, peu nourrissants et fournissant beaucoup de matières excrémentitielles, tels que des légumes farineux, des fruits verts, des débris de végétaux, etc. Ces hommes ont ordinairement la peau froide, le pouls faible et tranquille, la langue couverte d'un enduit muqueux, épais et blanchâtre, sans rougeur à sa pointe ou à ses bords; l'épigastre n'est pas douloureux; le ventre, gros et pâteux, semble engorgé de matières stercorales; enfin, l'appétit est nul, la soif peu intense, et une diarrhée muqueuse existe assez souvent. Les blessés qui présentent cette réunion de phénomènes ont le canal digestif embarrassé par des matières saburrales, qui, produites en grande partie par l'excitation continuelle de la membrane muqueuse, l'irritent à leur tour et s'opposent à l'exercice de ses fonctions. Dans les circonstances ordinaires, cette indisposition céderait à la diète, et à l'usage de boissons délayantes et légèrement laxatives ; mais, chez les blessés, il y aurait peut-être des inconvénients à laisser l'irritation gastro-intestinale traumatique se développer pendant que la membrane muqueuse du canal digestif est en contact avec des substances étrangères, dont l'altération ne manquerait pas d'ajouter à la violence de sa phlegmasie ; et comme l'époque où cette phlogose doit avoir lieu est très rapprochée, il importe d'agir promptement, c'est-à-dire le jour ou au plus tard le lendemain de la blessure. Un émétique convient donc assez souvent aux sujets dont il s'agit ; mais on doit promptement lui faire succéder des boissons adoucissantes, afin de dissiper la stimulation qu'il aura produite. A l'aide de ces moyens on voit bientôt l'appétit reparaître, les forces abattues se relever ; et quand la fièvre traumatique se développe à son tour, elle est modérée et exempte de toute complication.

Il ne faut pas oublier que, pour être avantageux, le vomitif doit être administré dans les premières vingt-quatre ou trente-six heures depuis la blessure. Autant cette pratique peut alors être avantageuse chez les sujets indiqués plus haut, autant elle conviendrait peu si l'on tardait davantage à l'employer. Il vaudrait mieux, après le second jour, se borner à une médecine expectante, et insister sûr les boissons délayantes et sur les lavements laxatifs, que de s'exposer à voir la fièvre survenir durant le trouble produit par les émétiques et pendant que l'estomac ressent encore la stimulation qu'ils ont produite. Il est inutile, sans doute, d'ajouter que jamais cette méthode ne convient lorsque les viscères intérieurs sont eux-mêmes atteints de blessures.

On observe, à l'armée, que le plus grand nombre des blessés présente d'autres phénomènes que ceux dont il vient d'être question. Ces hommes ont la langue rouge à sa pointe et à ses bords ; le pouls fréquent, vif et serré ; la peau sèche, âcre et brûlante ; l'épigastre douloureux, l'hypocondre droit souvent tuméfié, les déjections alvines rares. Ils ressentent un dégoût très prononcé pour toutes les substances animales et pour les boissons

4.

alcooliques ; la soif est vive et les porte à désirer fortement les liquides acidulés; il existe
fréquemment des nausées et des vomissements
bilieux. Ces malades ne sauraient jamais être
émétisés sans danger. Leur estomac est en effet
le siége d'une vive irritation, partagée par le
duodénum et par le foie. La membrane muqueuse digestive est déjà peut-être dans un état
violent d'inflammation, et les évacuants exas-
pèreraient sûrement tous les symptômes. Des
saignées épigastriques, une abstinence complète de tout aliment solide, des boissons délayantes, acidulées, des lavements émollients,
des bains : tels sont les moyens de traitement
les plus convenables que l'on puisse mettre en
usage. Ces médications ont pour effet d'apaiser
l'irritation gastrique, ainsi que celle du duodénum, et, par une conséquence nécessaire,
la surexcitation du foie; de telle sorte qu'à
l'époque du développement de la fièvre traumatique, ces organes sont rentrés dans leur
état normal.

Les malades dont j'ai parlé en premier lieu
sont quelquefois assez nombreux dans les pays
froids, humides et marécageux, durant les
campagnes d'hiver, après des retraites longues
et difficiles. On n'en rencontre que fort rare-

ment dans les contrées chaudes, sèches, élevées, ou lorsque l'on fait la guerre pendant l'été, et que l'armée, abondamment pourvue de vivres, marche en avant, et que la victoire couronne ses entreprises. Dans le premier cas, le physique et le moral du soldat sont également abattus ; dans l'autre, tout contribue à donner à ses organes une énergie extraordinaire.

En dernière analyse, toutes les fois que des hommes atteints de blessures graves sont, non seulement indisposés, mais déjà malades et affectés d'irritations gastro-intestinales ou autres très violentes, il faut employer les moyens les plus énergiques afin d'écarter promptement d'aussi dangereuses complications. Le traitement antiphlogistique le plus actif doit être alors constamment mis en usage. L'estomac et les intestins sont-ils le siége de la phlegmasie? les saignées générales, et surtout les sangsues à l'épigastre et les fomentations émollientes sur l'abdomen, seront ajoutées aux moyens ordinaires. Le poumon, la plèvre, les reins ou d'autres organes sont-ils douloureux et enflammés? c'est vers les régions qu'ils occupent que l'on doit diriger et les saignées locales et les topiques émollients.

3° *Ecarter des blessés toutes les causes susceptibles de provoquer chez eux des inflammations intérieures.* On remplit cette indication en prescrivant l'exécution rigoureuse des préceptes de l'hygiène. Ainsi, les blessés doivent être placés dans des bâtiments convenablement situés ; les salles qui les rassemblent, assez élevées et assez vastes pour le nombre d'hommes qu'elles contiennent, doivent être percées de fenêtres sur leurs parois opposées, et garnies de ventilateurs, de manière à ce que l'atmosphère puisse y être facilement et fréquemment renouvelée. Une alimentation simple, saine, proportionnée à l'état des organes digestifs, à la gravité des lésions et au développement des forces, entretient une nutrition suffisante, sans troubler l'exercice des mouvements organiques. Il importe de préserver les blessés de toute passion trop vive, et spécialement des impressions tristes. Des pansements méthodiques, et dans lesquels on n'emploie que du linge et de la charpie blancs de lessive, sans odeur et non avariés, entretiennent le bon état des plaies et favorisent leur cicatrisation. Enfin, un petit nombre de médicaments appropriés aux diverses lésions internes ou externes qui peuvent se manifester, tels sont les agents qui compléteront la série des moyens dont les blessés réclament le plus ordinairement l'emploi. Comme la nature, la médecine doit être simple, soit dans ses instruments, soit dans ses procédés, et habile à faire découler une multitude de résultats heureux d'un très petit nombre d'actions diverses. L'expérience a démontré d'ailleurs, durant les dernières campagnes, où la doctrine de Brown comptait un grand nombre de partisans parmi les officiers de santé militaires, que les ambulances ou les hôpitaux salubres, mais dépourvus d'émétique, de quinquina et de cette foule de substances irritantes dont on a tant prodigué l'usage ; l'expérience, dis-je, a démontré que ces établissements, ne pouvant fournir que de l'eau, du pain, du vin et du bouillon, perdaient moins de blessés que ceux où se trouvaient rassemblés les trésors des plus riches pharmacies : nouvelle preuve, et de la puissance des moyens hygiéniques, et de l'abus que l'on a fait des excitants et des toniques en chirurgie aussi-bien qu'en médecine.

4° *Combattre les affections internes qui compliquent les lésions extérieures, lorsque l'on n'a pu prévenir leur développement.* Malgré l'emploi des moyens dont il a été précédemment question, il arrive quelquefois que les inflammations sympathiquement produites par les lésions extérieures font des progrès et compromettent la vie des malades. Ce résultat a lieu, ou parce que la phlogose locale qui succède à la blessure, étant très violente, réagit avec beaucoup de force sur les viscères, ou parce que l'inflammation de ces derniers a acquis un très haut degré d'intensité, soit à raison de la prédisposition du sujet, soit par l'action de causes irritantes étrangères.

Dans le premier cas, il faut insister sur le traitement antiphlogistique local, et rechercher, afin de les combattre, les causes permanentes d'irritation que la partie affectée peut contenir.

Dans le second, les moyens indiqués contre les gastro-entérites et contre les autres inflammations qui peuvent s'y joindre, doivent être continués.

C'est une règle générale en pathologie, que toutes les irritations sympathiques, lorsqu'elles sont violentes et qu'elles ne cèdent pas aux moyens employés pour modérer l'affection qui leur a donné naissance, doivent être considérées et traitées comme si elles étaient primitives. L'expérience et le raisonnement s'accordent pour justifier cette maxime. Il faut donc, dans tous les cas où la gastro-entérite est intense, à la suite des blessures, diriger directement contre elles tous les efforts de l'art. On doit se conduire de même quand d'autres organes importants sont le siége de l'inflammation.

Lorsque, malgré l'emploi sagement dirigé de cette méthode de traitement, les phénomènes de la fièvre adynamique se manifestent, ils indiquent la prolongation et l'exaspération de la gastro-entérite. Si les saignées épigastriques ont été assez abondantes et assez multipliées, il convient d'exercer une révulsion puissante sur les membres : des cataplasmes fortement sinapisés aux pieds, aux jambes, aux genoux; des frictions avec le vinaigre camphré très chaud sur les téguments ; des vésicatoires volants, avec la pommade ammoniacale, promenés à la surface interne des cuisses, tels sont les moyens les plus actifs et les plus efficaces que l'on puisse ajouter au traitement antiphlogistique. Le pouls et la peau doivent alors servir de guide au praticien : aussi long-temps que le premier est dur et fréquent, et que l'autre présente une chaleur âcre et brûlante, il faut insister sur les médications émollientes ; mais quand les pulsations se ralentissent et

deviennent moins vives, en même temps que
les téguments perdent de leur chaleur et que
les forces musculaires disparaissent, l'instant
de recourir aux révulsifs est arrivé, et l'on peut
employer avec avantage la teinture de quinquina ou d'autres excitants à l'extérieur du
corps.

Les phénomènes de la fièvre ataxique peuvent se développer, chez les blessés comme
chez les autres malades, suivant deux méca-
nismes presque opposés. Chez le plus grand
nombre des sujets, la gastro-entérite, sympathiquement produite par la lésion extérieure,
devient très intense; elle réagit alors avec force
sur l'encéphale, et, trouvant cet organe déjà
disposé à devenir le siége d'une violente excitation, l'irrite et détermine des dérangements
plus ou moins considérables dans ses fonctions.
D'autres fois, au contraire, l'action sympathique, exercée par la lésion extérieure sur les
viscères, semble affecter d'abord spécialement
le cerveau, et ne s'étendre ensuite au canal digestif qu'à raison de l'influence puissante que
l'encéphale exerce sur cet organe. Dans le premier cas, l'irritation cérébrale peut être considérée comme une affection ternaire, puisqu'elle est le résultat de la gastro-entérite, pro-

duite elle-même par la blessure ; dans l'autre, l'inflammation de l'estomac et de l'intestin n'occupe au contraire que le troisième rang, car elle succède à la phlogose que la lésion extérieure a déterminée dans l'encéphale ou dans ses membranes. Ces distinctions ne sont pas simplement spéculatives ; elles ont les faits pour base, et l'on doit en tenir compte dans la pratique. On reconnaît la première des variétés de la maladie à ce que la rougeur de la langue, l'aridité de la peau, la soif, etc., ont précédé l'apparition du trouble des idées, les mouvements irréguliers du pouls, les convulsions et les autres accidents de la même catégorie. La seconde est caractérisée, au contraire, parce que les phénomènes dépendants de l'excitation cérébrale se sont manifestés avant ceux de la gastro - entérite : ces phénomènes ont d'ailleurs une violence plus considérable que ne semble le comporter la faible intensité de cette dernière affection. Mais, que la maladie ait débuté par l'estomac ou par le cerveau, l'observation des sujets pendant la vie, et l'examen des cadavres après la mort, ont prouvé que ces deux viscères sont affectés toutes les fois qu'elle a acquis son entier développement. En prenant pour type la description de M. le professeur

Pinel, il n'y a pas plus de fièvre ataxique que de fièvre adynamique sans gastro-entérite.

Lorsque la première de ces maladies se manifeste à l'occasion d'une blessure ou d'une inflammation extérieure, il faut donc, après avoir tout fait pour modérer la violence de celle-ci, porter les sangsues à la tête et à l'épigastre, en les plaçant en plus grand nombre, ou même exclusivement sur celle de ces parties qui correspond au siége de la première et de la plus vive irritation. C'est dans ces affections si mobiles, où le système nerveux est spécialement affecté, que les révulsifs procurent souvent des succès inespérés.

Parmi les inflammations autres que les nuances variées des gastro-entérites, qui compliquent le plus fréquemment les blessures, et qui exercent le plus de ravages dans les hôpitaux, la colite aiguë occupe le premier rang. Soit qu'elle se borne à ce degré de violence que l'on appelle diarrhée, soit qu'elle parvienne à former de véritables dyssenteries, elle consiste toujours dans une vive irritation du gros intestin, ordinairement produite par l'usage de mauvais aliments. Il convient, en conséquence, de lui opposer une diète sévère, des boissons chargées de quelque substance fari-

neuse et féculente, comme l'eau de riz, la
décoction blanche, etc. Une petite quantité
d'opium, ajoutée à ces liquides, est fort utile,
en ce qu'elle tend encore à ralentir les mouvements péristaltiques de l'intestin grêle, à retarder la marche des substances alimentaires
dans cet organe, et à donner un repos nécessaire aux dernières portions du canal digestif,
que l'abord des matières fécales irrite constamment. Les moyens locaux les plus convenables sont des lavements mucilagineux, et, si
les accidents ont un haut degré d'intensité, des
sangsues appliquées à l'anus, en nombre plus
ou moins considérable, suivant la force des
sujets. C'est par un traitement semblable que
M. Broussais sait arrêter en peu d'heures les
diarrhées aiguës les plus violentes; et il n'est pas
douteux que les moyens dont cette méthode se
compose ne produisissent les plus heureux effets, si on les mettait en usage à l'armée, pour
combattre les épidémies si fréquentes et si
meurtrières de cette maladie redoutable. Il est
à peine nécessaire d'ajouter que, quand aux
symptômes de l'irritation du gros intestin se
joignent ceux qui caractérisent la phlogose de
la partie supérieure du canal alimentaire, la
maladie est des plus graves, et qu'il faut join-

dre aux médications qui viennent d'être indiquées, celles dont la gastro-entérite réclame l'usage.

Les détails dans lesquels je viens d'entrer pourront sembler minutieux à quelques personnes; mais, que l'on compare les préceptes sur lesquels j'ai cru devoir insister aux méthodes thérapeutiques encore adoptées par un grand nombre de chirurgiens, et l'on se convaincra, j'espère, de toute leur importance. Ne voit-on pas chaque jour l'ipécacuanha opposé aux péritonites commençantes des femmes en couche, et même à celles dont sont menacés les malades sur qui l'opération de la cystotomie a été pratiquée? L'émétique n'est-il pas recommandé par le plus grand nombre des écrivains et administré d'une manière banale aux sujets atteints de plaies de tête? Ne prodigue-t-on pas les toniques sous toutes les formes, aussitôt que la faiblesse générale complique les irritations externes? Les stimulants locaux les plus puissants ne paraissent-ils pas trop faibles encore à quelques praticiens pour combattre de prétendues inflammations passives qui menacent de se terminer par la gangrène? Les purgatifs ne forment-ils pas une partie obligée des préparations que l'on fait subir aux sujets qui doivent supporter des opérations graves? La chirurgie ne présente-t-elle pas, en un mot, une foule d'erreurs qui compromettent chaque jour, et les intérêts de l'art, et ceux bien plus sacrés de l'humanité? Les efforts employés à la réfutation de ces erreurs, et à l'établissement des vérités qui doivent les remplacer, seront toujours favorablement accueillis par les hommes qui pensent que la théorie et la pratique médico-chirurgicales sont encore susceptibles de perfectionnement.

CHAPITRE V.

ACCIDENTS NERVEUX DÉTERMINÉS PAR LES LÉSIONS CHIRURGICALES AIGUES.

Du développement considérable et de la puissante action du système nerveux chez l'homme, dépend la manifestation d'un grand nombre d'accidents graves, à la suite des lésions produites par les corps extérieurs. Lorsqu'un animal a été blessé, presque toujours il demeure calme et tranquille; nulle inquiétude ne l'agite, et les phénomènes de l'irritation locale, ainsi que ceux de la stimulation sympathique des viscères se manifestent sans que rien vienne précipiter leur apparition, interrompre leur cours, déranger ou pervertir l'ordre de leur succession. Cette simplicité et cette régularité dans le développement des phénomènes pathologiques ne se rencontrent qu'assez rarement chez l'homme. Les circonstances au milieu desquelles il a été atteint et qui ont souvent frappé son esprit de terreur; l'idée exagérée qu'il s'est faite du danger de sa blessure, les passions qui l'agitaient à l'instant où il a été frappé, telles sont quelques-unes des causes qui peuvent, en portant une profonde atteinte à son système nerveux, déterminer les accidents les plus graves, et même la mort. Il est vrai que, dans quelques occasions, des dispositions morales opposées semblent ranimer les sujets et prolonger leur vie : on a vu des hommes dont l'esprit était soutenu par le fanatisme, ou pénétré de l'idée que leurs blessures étaient légères, devoir en quelque sorte à cette exaltation morale, à cet espoir consolateur, la conservation de leur existence, à la suite de lésions qui, pour d'autres, auraient été presque inévitablement mortelles.

Le chirurgien, comme le médecin, trouve des occasions où la médecine morale peut être employée avec avantage. C'est ainsi que, quand l'esprit des blessés est maîtrisé par des idées sombres, par la crainte d'un danger imminent, ou d'une mort prochaine, il doit combattre de tout son pouvoir des impressions aussi funestes. On a déjà fait beaucoup pour la guérison du malade, lorsque l'on a calmé ses inquiétudes, modéré ses passions, fait taire une imagination trop exaltée. Cette indication est alors pressante ; et il convient de la remplir, en même temps que l'on s'occupe du pansement de la blessure et de l'emploi des moyens les plus propres à prévenir les accidents locaux et généraux qui peuvent lui succéder. Lorsque, au contraire, les idées du sujet sont de nature à lui voiler la gravité de son mal, et à lui donner l'espoir d'une heureuse guérison, il importe de les entretenir, sans négliger pour cela l'usage des autres moyens de traitement les plus convenables.

Parmi les accidents nerveux les plus remarquables qui peuvent compliquer les blessures, la stupeur, les convulsions, le tétanos et le délire traumatique sont les plus importants, les plus dangereux et les seuls dont il sera question dans ce chapitre.

La *stupeur*, ordinairement produite par la commotion ou par l'ébranlement des nerfs, est beaucoup plus rare que l'on ne serait porté à le croire d'après la lecture d'un grand nombre d'ouvrages de chirurgie. A l'exception des cas de blessure à la tête et de commotion directe aux parties centrales du système nerveux, je n'ai presque jamais observé cette affection. La stupeur peut être locale ou générale. Dans le premier cas, la partie frappée paraît insensible, inerte, et comme abandonnée par la vie. L'énergie des vaisseaux capillaires paraît y être diminuée ; les téguments sont froids, et bientôt un engorgement livide , qui se termine facilement par la gangrène , se manifeste et fait des progrès rapides. Lorsque la stupeur est générale, elle détermine un engourdissement accompagné de pesanteur dans tout le corps ; le visage est pâle, quelquefois jaunâtre et plombé ; un froid glacial, et des horripilations continuelles se manifestent ; le pouls est petit, lent, concentré ; on observe enfin une sorte d'anéantissement de toutes les actions organigues et de toutes les fonctions.

Ces accidents étaient attribués par les anciens à l'action vénéneuse des projectiles que la poudre à canon met en mouvement.

La stupeur est ordinairement augmentée par la frayeur du sujet ; elle peut même dépendre presque uniquement de cette cause ; du moins observe-t-on des phénomènes semblables à ceux qui la caractérisent chez certaines personnes qui viennent d'échapper à de très grands dangers, et alors même qu'elles n'ont éprouvé aucune blessure. Souvent, la stupeur est accompagnée d'un état d'hébétude porté assez loin pour que le malade ne prenne aucun intérêt aux choses qui devraient le plus le toucher. C'est ainsi que le chevau-léger, dont parle Quesnay, étant consulté pour savoir s'il consentait à ce qu'on lui coupât la jambe, répondit que ce n'était pas son affaire.

Les phénomènes de la stupeur sont ordinairement passagers et fugaces : à l'étonnement et à la suspension de l'action nerveuse succède bientôt, chez la plupart des sujets, une vive réaction qui détermine, et le rétablissement de la chaleur cutanée, et l'élévation ainsi que l'accélération du pouls, et le retour de la sensibilité générale, et le développement des forces musculaires. Ce changement a quelquefois lieu avec une telle rapidité, que l'on n'a le temps d'opposer aucun remède aux accidents primitifs. Mais, dans quelques occasions, l'état de stupeur se prolonge durant plusieurs heures ou même plusieurs jours, et l'on doit mettre promptement en usage les moyens les plus propres à le faire cesser.

Aussi long-temps qu'à la suite des blessures, le pouls est petit et concentré, la peau pâle, froide et rugueuse, la sensibilité et la contractilité considérablement affaiblies, l'indication la plus pressante que doive remplir le praticien consiste à relever les forces, à exciter l'action régulière du système nerveux, et par suite celle du cœur, du poumon et des autres appareils organiques. Des substances excitantes, telles que le vin, les infusions de tilleul, les eaux distillées de cannelle, de fleurs d'oranger, l'éther et d'autres préparations du même genre, sont alors administrées avec avantage. On obtient aussi d'excellents effets de frictions chaudes et légèrement irritantes sur la peau. Il convient, dans les cas de stupeur locale, de diriger spécialement les toniques et les stimulants vers la partie frappée. Le praticien doit continuer l'emploi de ces moyens jusqu'à ce que l'état de stupeur soit complétement dissipé ; mais aussitôt que les signes de la réaction sanguine et nerveuse se manifestent, il faut changer de médication, et recourir au traitement antiphlogistique général et local dont il a été précédemment question et dont j'ai plusieurs fois déjà démontré les avantages.

Une remarque importante dont il doit être fait ici mention, est que l'on ne doit confondre avec la stupeur ni l'état d'insensibilité et d'affaissement qui accompagne l'ivresse, ni la faiblesse générale produite par les fortes congestions sanguines dont les viscères blessés sont fréquemment le siége. Dans le premier cas, les circonstances commémoratives suffisent pour éclairer le diagnostic, et le praticien doit se borner à attendre la cessation du narcotisme. Dans le second, l'absence de toute commotion, la manifestation des accidents, non au moment même de la blessure, mais quelque temps après ; telles sont les circonstances qui doivent guider le chirurgien et le porter à employer les déplétions sanguines générales et locales plutôt que des substances excitantes, qui aggraveraient le mal au lieu de le détruire.

Ordinairement produites, soit par la lésion de quelque filet ou de quelque tronc nerveux, soit par l'excès de la douleur dont les parties blessées et enflammées sont le siége, les *convulsions* constituent une complication très grave des lésions externes. Chez certains sujets, très susceptibles, elles ont une cause uniquement morale, comme la frayeur ou l'impression produite par quelque spectacle de carnage et de destruction. Dans le premier cas, il faut, pour faire cesser les mouvements convulsifs, achever la section des nerfs, ou dissiper, au moyen des saignées locales et des applications émollientes, l'excès d'irritation qui les produit. Dans les autres circonstances, on obtient de salutaires effets de l'administration des antispasmodiques unis aux narcotiques,

et administrés à petites doses souvent réitérées.

Les causes du *tétanos* sont encore envelop-
pées de beaucoup d'obscurité, et l'on ne possède presque aucune connaissance positive concernant les moyens de traitement que l'on peut
lui opposer. Il paraît toutefois que, comme
tous les spasmes, cette affection dépend constamment d'une irritation de quelque partie importante de l'économie [1]. Chez les blessés, cette
irritation réside très souvent, sans doute, dans
la partie frappée elle-même : c'est ainsi que
l'on voit la roideur tétanique se manifester
à la suite des plaies par déchirure, et de celles
qui sont accompagnées de la dilacération de
parties nerveuses et très sensibles, comme les
mains, les pieds, le voisinage des articulations,
etc. Mais les causes de ce genre ne sont pas
les seules qui puissent déterminer l'accident
qui nous occupe. Les vicissitudes du chaud et du
froid, la brusque suppression de la transpiration cutanée, une gastrite plus ou moins vive,
l'agacement produit par les vers intestinaux ;
telles sont quelques-unes des circonstances qui

[1] *Voyez* l'excellent article TÉTANOS , que M. le docteur
Fournier-Poscay a inséré dans le Dictionnaire des sciences
médicales.

déterminent le plus fréquemment le tétanos, même chez les sujets affectés de blessures. Il me serait facile de citer des observations où l'on verrait cette maladie provoquée par chacune des causes que je viens d'énumérer. Les blessés sont d'autant plus exposés aux affections tétaniques, qu'ils sont plus impressionnables ; que leur système nerveux est stimulé par la lésion locale ; enfin que leurs sympathies sont plus actives, et qu'il existe déjà un trouble manifeste dans leurs actions organiques.

Les chirurgiens ont commis une grave erreur en voulant toujours trouver, dans les blessures elles-mêmes, les causes du tétanos. Un homme, par exemple, est blessé au doigt ; la plaie, parvenue à son dixième jour, est vermeille et couverte d'une bonne suppuration ; il n'existe à la partie ni déchirement, ni tuméfaction, ni douleur. Cependant le sujet, après avoir fait quelque exercice, se couche, fatigué, sur son lit, près d'une fenêtre ouverte : il se refroidit bientôt ; des frissons surviennent, et, quelques heures après, débute le tétanos. On prodigue alors l'opium ; on visite la plaie afin de s'assurer qu'elle ne recèle aucun corps étranger ; enfin on retranche la partie blessée, et le malade meurt. Je le demande, n'était-il pas absurde de chercher dans la blessure la cause de l'affection tétanique ? Celle-ci ne dépendait-elle pas de l'impression faite par le froid sur les téguments, et ne s'était-elle pas développée suivant le même mécanisme que le tétanos, qui frappe, dans des circonstances semblables, les enfants, et surtout les jeunes nègres, entre les tropiques ? Combien de fois des erreurs de ce genre ne se sont-elles pas reproduites, et n'a-t-on pas accusé les plaies de provoquer des tétanos qui étaient manifestement déterminés par des irritations gastro-intestinales ? Dans quelques occasions, il m'a semblé que le froid, frappant la surface des solutions de continuité en suppuration, pouvait déterminer la lésion qui nous occupe, en provoquant une véritable métastase de l'irritation sur les parties centrales du système nerveux. Alors, en effet, la plaie devient sèche, pâle, blafarde, presque insensible, en même temps que la roideur tétanique se développe et fait des progrès.

De même que la plupart des chirurgiens ont rapporté le tétanos à une seule cause, de même aussi quelques uns d'entre eux ont voulu le combattre par un traitement banal, appliqué à tous les cas, ajoutant ainsi aux erreurs de la théorie celles beaucoup plus graves de la pratique. Les antispasmodiques, l'opium à des doses effrayantes, les bains, les évacuations sanguines, ont été employés tour à tour et ont procuré quelques succès au milieu d'une multitude de revers. Mais si ces moyens ont été quelquefois utiles, il faut bien qu'ils aient alors combattu la cause du mal; et si les observateurs avaient pu nous faire distinguer, de tous les autres, les cas où telle ou telle médication a réussi, il serait actuellement possible de les imiter. Mais étant privés de ces connaissances, nous ne pouvons procéder que par des tâtonnements inutiles, ou par des alliances souvent bizarres de médicaments opposés. De là l'hésitation des praticiens et la rareté des succès. C'est à la physiologie pathologique, c'est aux chirurgiens éclairés par la nouvelle doctrine médicale, à refaire l'histoire du tétanos. Nul doute que l'on ne doive, pour combattre efficacement cet accident terrible, remonter jusqu'à ses véritables causes, et lui opposer des moyens appropriés à chacune d'elles. C'est ainsi que les débridements, la section des nerfs incomplétement déchirés, l'extraction des corps étrangers, et même l'ablation complète des parties blessées, trouveront leur application ; c'est ainsi que l'on emploiera avec avantage, lorsqu'on pourra le faire avec discernement, tantôt les narcotiques ou les vermifuges, tantôt la diète et les saignées épigastriques, tantôt, enfin, les sudorifiques, les bains, les frictions chaudes et stimulantes sur la peau, etc.

A ce traitement, variable suivant les causes de la maladie, il faudra, je pense, joindre les saignées produites par l'application des sangsues aux tempes, à la nuque, et le long de la colonne épinière. Tout porte à croire que, pendant le tétanos, le cerveau, la moelle allongée et le prolongement rachidien, sont le siége de quelque irritation, ou plutôt que la roideur tétanique n'est qu'un effet de cette irritation, qui est elle-même déterminée par la stimulation de quelque autre partie du corps. J'ai vu à Dresde un soldat affecté de tétanos qui présentait tous les signes d'une congestion sanguine cérébrale considérable. On le saigna à l'artère temporale, et l'on vit tout à coup la bouche s'ouvrir, la parole devenir libre, la roideur générale diminuer de beaucoup. Les accidents reparurent cependant, et le blessé mourut ; mais ce fait démontre combien les saignées locales pourraient alors être avantageuses. Au reste, le plan de traitement que j'indique ici n'a que le raisonnement et l'analogie en sa faveur ; c'est à l'expérience à confirmer ou à détruire les inductions sur lesquelles il est fondé.

L'irritation cérébrale, sympathiquement déterminée par les lésions aiguës des parties extérieures du corps, donne quelquefois lieu à une affection fort remarquable, qui a reçu le nom de *délire traumatique*. Ce délire, caractérisé par une sorte d'exaltation morale, survient, soit après les blessures, soit à la suite de grandes opérations. Il se manifeste spécialement chez les sujets nerveux, dont les facultés intellectuelles sont susceptibles de recevoir et de conserver de fortes impressions. On l'observe fréquemment, à la suite des tentatives de suicide ; chez les malades qui ont fait de violents efforts pour se contenir ou pour affecter un courage stoïque durant les opérations chirurgicales ; enfin, sur les militaires, à la suite des combats dans lesquels leur valeur et leur intrépidité ont été soumises à de grandes épreuves.

Le délire traumatique débute quelquefois par des paroles sans ordre, et par des mouvements incohérents et sans motif. Dans le plus grand nombre des cas, il s'empare tout à coup du sujet. Dès lors on observe une extrême loquacité; les yeux sont rouges, saillants, le visage animé, les mouvements des membres et du tronc désordonnés. Le souvenir de la blessure ou de l'opération est entièrement perdu; et l'action nerveuse est tellement pervertie, que l'on voit les malades agiter les parties affectées, disperser au loin les pièces d'appareil, froisser, déchirer leurs plaies sans témoigner aucune douleur. On a vu, dans ce déplorable état, des blessés marcher sur leurs membres fracturés, et sur les extrémités saillantes des fragments; d'autres prenaient un plaisir barbare à dévider leurs intestins à travers des plaies abdominales. Il n'est pas rare, à l'armée, de voir les soldats parcourant les salles se croire encore sur le champ de bataille. Les hommes qui ont voulu se donner la mort arrachent avec fureur les objets de pansement qui les couvrent, et renouvellent leurs tentatives de suicide. Le besoin du sommeil ne se fait pas sentir; les malades demeurent éveillés aussi long-temps que l'exaltation de leur imagination se prolonge; l'appétit est nul; aucune excitation de pouls, aucun mouvement fébrile ne se manifeste; les évacuations alvines ont lieu avec la même régularité que dans l'état normal.

La durée de cette affection est très variable : tantôt elle cesse en deux ou trois heures ; tantôt au contraire elle agite les malades pendant trois ou quatre jours. Elle se termine ordinairement tout à coup, soit par la guérison, soit par la mort du sujet. Dans le premier cas, sa cessation s'annonce par un accablement général, et par un sommeil de huit, douze, ou un plus grand nombre d'heures, à la suite duquel on trouve le malade dans un état de calme, revenu à la raison, sentant les douleurs produites par ses blessures, et demandant à être pansé, quoique n'ayant aucun souvenir de ce qu'il a éprouvé. Lorsque la mort a lieu, ce qui est assez rare, elle survient au milieu de l'agitation la plus violente ; on voit alors les forces diminuer graduellement, la respiration devenir difficile, le pouls se ralentir et les mouvements vitaux s'éteindre ; le délire se prolonge alors jusqu'aux derniers moments. Les cadavres des sujets qui ont succombé à cet état singulier n'ont offert aucune lésion constante, soit dans le cerveau, soit dans les autres viscères de l'économie.

En considérant et le tempérament des sujets qui sont spécialement exposés au délire traumatique, et la cause ainsi que les symptômes de cette affection, il devient incontestable qu'elle dépend d'une surexcitation cérébrale. Elle constitue une véritable démence momentanée, produite, d'une part, par la commotion morale que le sujet a éprouvée à l'occasion de la blessure, de l'autre, par l'excitation sympathique que celle-ci détermine dans les parties centrales du système nerveux. La physiologie pathologique explique ce phénomène de la manière la plus satisfaisante; ce qui est une preuve nouvelle de l'importance de son étude pour le chirurgien.

On a opposé au délire traumatique les calmants, les antispasmodiques, les révulsifs, les saignées poussées jusqu'à produire la défaillance, sans que ces moyens aient manifestement exercé aucune influence heureuse sur la marche de cette affection. M. Dupuytren, qui a depuis long-temps fixé sur elle toute son attention, la combat avec le plus grand succès au moyen du laudanum liquide de Sydenham, injecté dans le rectum à la dose de huit ou dix gouttes, et mêlé à deux ou trois onces de véhicule. Ces lavements, faciles à conserver, doivent être réitérés trois ou quatre fois à cinq ou six heures d'intervalle; ils suffisent presque toujours pour provoquer le sommeil et pour ramener une tranquillité parfaite .[1]

La maladie dont il s'agit consistant dans une excitation violente de l'action cérébrale , sans lésion profonde du tissu du cerveau, les narcotiques doivent mieux réussir dans son traitement que les autres substances calmantes et même que les saignées. Je suis porté à croire, toutefois, que des sangsues placées au cou, en même temps que l'on couvrirait la tête de glace et que les pieds seraient placés dans un bain chaud irritant, ou enveloppés de cataplasmes sinapisés, réussiraient également. Mais puisque la méthode que l'on possède, et qui est fort simple dans son application, procure des succès presque constants, il ne conviendrait pas de lui en substituer une autre, avant de l'avoir mise elle-même en usage.

Quoi qu'il en soit, il est fort remarquable que , portées dans le rectum , les préparations opiacées aient une action beaucoup plus rapide et plus énergique que lorsqu'elles sont administrées par la bouche. J'ai eu d'assez fréquentes occasions d'employer cette médication , et je me sers ordinairement d'une dis-

[1] Annuaire médico-chirurgical des hôpitaux et hospices civils de Paris, tom. I, pag. 145.

solution d'opium gommeux pour la produire. Injectée par l'anus, cette substance provoque le sommeil sans déterminer l'excitation générale que l'on observe assez souvent lorsqu'elle est mise en contact avec l'estomac. Ce phénomène dépend-il de ce que les nerfs du rectum ont une susceptibilité spéciale pour transmettre les effets de l'opium, ou, ce qui est plus vraisemblable, de ce que l'intestin, privé de la faculté digestive, altère moins ce médicament que l'estomac? Cette question est assez difficile à résoudre. Il convient d'observer cependant que, dans un grand nombre de cas, l'estomac étant irrité, sans que les praticiens aient tenu compte de cet état, ils ont considéré comme des phénomènes dépendants de l'action de l'opium, les résultats de l'impression faite par cette substance sur la membrane phlogosée du ventricule. Administrés par le rectum, lorsqu'il est dans l'état normal, les narcotiques n'ont aucun de ces inconvénients. Pourrait-on les employer avec avantage par cette voie dans certains cas de démence? L'analogie permet de le supposer; mais l'expérience peut seule en donner la démonstration.

CHAPITRE VI.

ALTÉRATIONS LOCALES DÉTERMINÉES PAR LES LÉSIONS CHIRURGICALES CHRONIQUES.

Sous le titre de lésions chroniques chirurgicales, je comprends celles qui affectent les parties extérieures du corps, et dont la durée, presque toujours indéterminée , se prolonge au-delà de quelques mois. Cette définition n'est pas rigoureuse, et n'a pas besoin de l'être pour le but que je me propose d'atteindre : il me suffit d'avoir examiné, dans les chapitres précédents, les phénomènes primitifs locaux et sympathiques produits par les maladies chirurgicales aiguës, et d'avoir établi les bases de leur traitement. Si rien ne complique ces affections, s'il ne survient aucun accident imprévu, des pansements simples, aidés d'un régime convenable, suffisent pour conduire les sujets à une guérison dont la nature elle-même fait presque tous les frais. Je n'ai donc plus besoin de m'en occuper. Dans les chapitres suivants je ferai l'histoire des maladies qui n'ont pu trouver place dans la catégorie précédente, et dont la marche, loin de tendre à la guérison, semble consister, au contraire, à faire des progrès toujours croissants.

La presque totalité des maladies chirurgicales chroniques est formée par des irritations diverses, fixées sur certains organes, et s'étendant ordinairement à plusieurs tissus. Les plaies qui suppurent, les ulcères, les tumeurs produites soit par l'engorgement des ganglions lymphatiques, soit par l'afflux et la solidification des liquides, ou dans les vaisseaux capillaires, ou dans les aréoles celluleuses; les lésions nombreuses des parties articulaires que l'on a jusqu'ici confondues sous le nom de *tumeur blanche;* les ulcérations des os, les hydarthroses, les altérations produites par le séjour des corps étrangers au milieu des parties vivantes; les fistules entretenues par la perforation des conduits excréteurs ou des réservoirs de certains liquides, tels que les larmes, la salive, la bile, l'urine, les matières stercorales, etc.; toutes ces maladies, qui occupent la presque totalité des nosographies chirurgicales, sont évidemment le résultat de l'inflammation chronique des organes qui en sont le siége, ou du moins cette inflammation forme leur principal caractère. Ces affections, succédant, chez le plus grand nombre

6.

des sujets, à des blessures ou à des phlegmasies aiguës, présentent les phénomènes fon-
damentaux de l'irritation ; elles donnent lieu
à la douleur, au gonflement, à la suppuration,
et à tous les accidents qui accompagnent l'excitation trop considérable des mouvements organiques.

Les maladies, même celles qui semblent éloi-
gner le plus positivement toute idée d'irritation,
comme les nécroses, les varices, les infiltrations dites passives, soit du sang, soit de la
sérosité, dans le tissu cellulaire, les relâchements musculaires ou fibreux, etc., se compliquent très facilement et très fréquemment
d'une irritation plus ou moins vive. C'est ainsi
qu'à la suite des nécroses, souvent produites
elles-mêmes par des phlegmasies, les tissus qui
recouvrent la portion d'os frappée de mort
s'enflamment et s'ulcèrent constamment. Les
veines variqueuses deviennent, chez beaucoup
de sujets, le siége d'une phlegmasie qui a pour
effet la destruction des tuniques de ces vaisseaux et l'effusion du liquide qu'ils contiennent. Les parties distendues par le sang ou par
la sérosité dans les hémorrhoïdes, ou dans l'a-
nasarque, deviennent aisément rouges, chaudes,
douloureuses, par l'irritation que ces liquides

déterminent en les dilatant outre mesure. Enfin, les relâchements fibreux ou musculaires ont souvent pour effet la fatigue des articulations et bientôt la phlogose des ligaments, des cartilages et des membranes synoviales. Partout enfin, dans les maladies chirurgicales, comme dans celles qui sont du ressort exclusif de la médecine interne, on trouve des phénomènes évidents de surexcitation locale ; et c'est, à l'extérieur comme à l'intérieur du corps, par l'inflammation chronique que les tissus affectés s'ulcèrent, se détruisent, ou que, acquérant des qualités nouvelles, ils se transforment en tissus anormaux plus ou moins éloignés du type primitif de leur organisation.

Parmi toutes les maladies que je viens d'énumérer, il en est quelques-unes sur lesquelles il importe de fixer spécialement l'attention des praticiens, parce que les principes physiologico-pathologiques qui les concernent ne sont pas encore universellement adoptés, et que plusieurs chirurgiens, ayant embrassé à leur égard des théories peu exactes, sont loin de les combattre par les moyens les plus convenables et les plus efficaces. Ces maladies sont les scrofules, les inflammations chroniques des articulations et le cancer.

§ Ier. *Des scrofules.*.Je crois avoir démontré et mis hors de toute contestation, ce principe déjà admis par Girtanner, que le tempérament lymphatique est exclusivement dû au développement trop considérable et à la prédominance d'action du système formé par les ganglions et les vaisseaux lymphatiques [1]. A cette disposition générale se joignent presque toujours la nutrition exubérante des tissus celluleux, graisseux et fibreux, ainsi que l'activité plus grande de tous les organes chargés des sécrétions muqueuses, séreuses et synoviales. En un mot, dans le tempérament lymphatique, les tissus blancs semblent étouffer sous leur extension les organes que le sang anime presque exclusivement, comme les muscles; et les élaborations blanches l'emportent en énergie sur l'hématose, qui demeure imparfaite et languissante.

Ces propositions générales étant admises, il est incontestable que la disposition aux scrofules consiste dans la trop grande irritabilité des vaisseaux et des ganglions lymphatiques, et que les scrofules elles-mêmes ne sont que des irri-

[1] Principes généraux de physiologie pathologique, in-8. Paris, 1821.

tations plus ou moins vives de ces parties.
M. Broussais a donné à cette maladie le nom de
sub-inflammation; mais ce mot est inexact, en
ce qu'il n'indique pas la partie qui est spécialement affectée. Je crois donc devoir lui préfé-
rer celui de ganglionite, qui est mieux adapté à
la nature et au siége du mal.

Il est des sujets chez lesquels on observe que
les ganglions lymphatiques du cou ou de toute
autre partie du corps se gonflent, en même
temps qu'ils deviennent chauds, douloureux,
et que la rougeur de leur tissu se propage aux
téguments qui les recouvrent. La ganglionite
est alors manifeste : l'irritation et la phlogose
s'annoncent par des signes non équivoques,
et les applications émollientes ainsi que les saignées locales ont un succès presque constant.
La *nature* de la maladie changerait-elle lorsque
les mêmes tumeurs ne sont pas accompagnées
de rougeur à la peau, que la douleur est moins
vive et la chaleur moins considérable? Il est
impossible de l'admettre ; car, dans ces cas
même, la tuméfaction a présenté, à son début, des phénomènes évidents d'irritation :
phénomènes qu'il est facile de renouveler en
faisant usage de substances irritantes, et qui
reparaissent spontanément, après un temps

plus ou moins long, lorsque la tumeur se ramollit et se convertit en abcès.

La plupart des inflammations des ganglions
intérieurs dépendent de la phlogose des membranes muqueuses sur lesquelles s'ouvrent les
vaisseaux lymphatiques qui se rendent aux organes affectés. Les ganglionites externes recon-
naissent des causes analogues. C'est ordinairement à la suite des irritations des téguments du
crane, ou de celles des gencives et de la bouche
à l'époque de la dentition, que s'enflamment les
ganglions du cou chez les enfants. On voit très
souvent les ganglions des aisselles et des aines
s'enflammer et même s'abcéder à la suite des
blessures, des phlegmasies, ou des ulcérations
des doigts ou des orteils. Or, toutes ces ganglionites, accidentelles et d'abord aiguës, persis-
tent fréquemment chez les sujets éminemment
lymphatiques ; et, lorsqu'elles sont devenues
chroniques, long-temps après que les causes
qui avaient déterminé leur apparition ont cessé
d'agir, on leur donne ce nom insignifiant et barbare de scrofules ; on méconnaît leur origine,
et on leur oppose le traitement le plus empirique, le plus déraisonnable. Cependant, la
même modification vitale qui les caractérisait
d'abord les entretient plus tard. Il en est de

même lorsque les ganglions se tuméfient à l'extérieur, sans cause connue, et avec une lenteur plus ou moins grande. En effet, que la ganglionite soit accompagnée ou non de rougeur et de chaleur, cela ne constitue qu'une circonstance accessoire qui ne change rien à la nature du mal; elle prouve seulement que chez certains sujets l'irritation est plus vive, la congestion plus rapide, les vaisseaux capillaires sanguins plus stimulés que chez d'autres. Ce qui est fondamental, c'est l'afflux des liquides vers les parties, c'est le travail morbide qui s'opère en elles, et qui annonce toujours l'existence de l'irritation locale; car l'irritation peut seule attirer les matériaux de la nutrition sur quelques points en plus grande quantité que sur d'autres.

§ II. *Des inflammations chroniques des articulations.* Les auteurs ont établi diverses théories relativement aux maladies de ce genre. Confondues sous le nom plus que ridicule de tumeurs blanches, elles ont été considérées comme des résultats incompréhensibles du développement des prétendus vice scrofuleux, goutteux ou rhumatismal. On a fait jouer, pour expliquer leur formation et leurs progrès, des rôles divers à l'âcreté de la lymphe, à la faiblesse des parties affectées, à l'obstruction des vaisseaux, etc. Aucune de ces hypothèses ne peut soutenir un examen sévère ; aucune n'a été généralement adoptée par les praticiens. Cependant, ces restes impurs d'une pathologie humorale et ontologique se retrouvent encore dans les ouvrages de chirurgie les plus récents, les plus estimés et les plus répandus. Ils comptent, même de nos jours, à la honte de la science, des partisans qui les défendent avec d'autant plus d'acharnement que l'époque de leur entier oubli n'est pas éloignée.

Etudiez les causes, examinez le début, suivez les progrès des lésions articulaires, et vous acquerrez facilement la conviction qu'elles sont le résultat d'une inflammation plus ou moins vive des parties affectées. D'abord aiguë, et déterminée par quelque violence extérieure, cette phlogose s'est perpétuée à l'état chronique ; primitivement fixée sur ceux des tissus qui environnent ou qui constituent la jointure, elle s'est graduellement étendue aux autres et a fini par désorganiser complétement l'articulation tout entière. Considérées sous le rapport de leur siége, les inflammations articulaires peuvent envahir d'abord : 1° le tissu cellulo-fibreux qui recouvre les articulations ; 2° les ligaments propres à celles-ci ; 3° le périoste des extrémités des os ; 4° la membrane synoviale ; 5° les cartilages ; 6° les os eux-mêmes[1]. Si l'on fait l'autopsie cadavérique à diverses époques de la durée de la maladie, on trouve constamment dans l'un des tissus désignés des altérations plus ou moins profondes, telles que des épaississements, des infiltrations purulentes, des ramollissements, des ulcérations ou des dégénérescences squirreuses, cancéreuses, mélaniques, ou autres. Or, ces désordres sont constamment le produit d'une phlegmasie locale. Et, suivant que la maladie a fait des progrès plus ou moins considérables, on trouve les parties primitivement affectées plus ou moins complétement désorganisées, et le désordre s'étendant plus ou moins loin, dans d'autres tissus, soit à l'extérieur, soit à l'intérieur de l'articulation. C'est ainsi que j'ai

[1] Cette manière d'étudier l'inflammation articulaire est la seule qui permette de se rendre un compte satisfaisant des phénomènes de la maladie et de lui opposer un traitement méthodique. L'irritation, la phlogose et la désorganisation de chacune des parties énumérées s'annoncent par des signes particuliers qu'il importe d'observer avec soin, et qui fournissent au diagnostic et au pronostic de la lésion des bases assurées. J'ai démontré les avantages de la classification dont il s'agit à l'article ARTHROCACE du Dictionnaire abrégé des sciences médicales.

vu des genoux, dont l'inflammation avait exigé l'amputation de la cuisse, ne présenter, chez quelques sujets, qu'une érosion profonde des cartilages articulaires; chez d'autres des ramollissements ou des dégénérescences fongueuses des ligaments, etc. Qui n'a observé, à la suite des inflammations chroniques de l'articulation coxo-fémorale, tantôt les cartilages, tantôt les os, tantôt la capsule articulaire, érodés, détruits, ou convertis en substance lardacée? Ces variétés se multiplient presque à l'infini ; mais ce n'est qu'en étudiant avec attention la marche et les progrès de la phlogose que l'on pourra se former des idées saines sur la nature, l'étendue et le danger des maladies qu'elle constitue.

§ III. *Du cancer*. Il serait peu convenable de reproduire ici, pour les combattre, les opinions nombreuses et souvent incohérentes des médecins sur la nature des affections cancéreuses. La plus récente, et peut-être la moins raisonnable des théories émises à ce sujet, celle qui fait consister le cancer en un organe nouveau, formé de toutes pièces dans nos parties, et qui se développe en nous comme une plante parasite à laquelle rien n'aurait servi de germe ; cette hypothèse métaphysique et fondée sur la plus profonde ignorance des lois de l'organisme est déjà presque entièrement oubliée. M. Broussais en a si bien démontré les vices, je dirais presque l'absurdité, qu'un petit nombre de médecins, enthousiastes de Bayle, et fidèles à l'école d'anatomie pathologique dont il était en quelque sorte devenu le chef, osent seuls la soutenir encore, et résister en même temps aux faits les mieux constatés et aux raisonnements les plus péremptoires.

La *nosographie chirurgicale*, qui paraît être le dernier asile de toutes les erreurs que les médecins ont récemment abjurées, et qui voit ses éditions se multiplier sans participer aux progrès de la science ; la nosographie chirurgicale a conservé avec soin la division des maladies par classe, ordre, genre et espèce. Parmi ces genres, on trouve ceux des tubercules et des cancers primitifs ou créés spontanément au sein des parties vivantes, sans que ces parties elles-mêmes aient en rien servi à la formation de ces productions nouvelles. S'il est curieux d'observer jusqu'où l'esprit humain peut s'écarter des voies de l'observation et de la logique, il l'est beaucoup plus encore de le suivre dans son opiniâtreté à caresser d'anciennes chimères et à repousser les vérités récentes.

La nature cependant semble avoir pris à

tâche d'indiquer à ceux qui l'observent sans prévention, quels sont l'origine, la marche et les progrès des affections cancéreuses. Elle fait voir que presque toutes les tumeurs de ce genre sont le résultat, plus ou moins éloigné, de violences extérieures dirigées contre les parties qui en sont le siége. L'inflammation, d'abord aiguë, qui a succédé à ces lésions physiques, ne s'est dissipée qu'imparfaitement, et un engorgement mobile circonscrit, plus ou moins solide et douloureux lui a succédé; ce qui indique qu'une portion de tissu, plus contuse que les autres, a conservé l'irritation, après que tout ce qui l'environne est revenu à son état normal. Si ce reste d'irritation est méthodiquement combattu, la guérison s'achève; mais si le mal est négligé, et, à plus forte raison, si l'on applique sur la tumeur des substances irritantes, elle fait des progrès rapides; les fluides affluent vers elle en plus grande quantité, à mesure qu'elle acquiert de nouveaux degrés de stimulation, et son développement devient considérable.

Si l'on prétendait que cette théorie n'est pas l'exacte et rigoureuse expression des faits, de nouvelles observations pourraient être invoquées et confirmeraient sa justesse. Les tis sus extérieurs du corps étant fréquemment le siége des inflammations chroniques, on voit ces maladies, lorsqu'elles se prolongent pendant un temps plus ou moins long, déterminer des changements notables dans la nutrition des parties affectées. La chaleur, la rougeur, la douleur, signes de la phlogose aiguë, se dissipent insensiblement; les tissus irrités deviennent plus denses, plus épais, plus compactes que dans l'état naturel; ils semblent, pour ainsi dire, se solidifier, et ils acquièrent enfin les caractères de ce que l'on a désigné sous le nom de production organique avec ou sans analogue dans l'économie vivante.

Cependant, l'irritation continuant d'agir, soit que l'on ne fasse rien pour la dissiper, soit qu'on l'exaspère par l'application de substances irritantes, on voit la tumeur s'infiltrer d'une sérosité jaunâtre, ou d'une matière pulpeuse et blanche : des aréoles semblent se creuser dans son tissu, et celui-ci, comprimé de toutes parts, disparaît enfin. La tumeur est alors convertie en une masse pultacée cérébriforme, mélanique ou autre.

Les transformations de ce genre s'opèrent constamment du centre à la circonférence des parties affectées, c'est-à-dire des portions de tissu qui ont été irritées les premières à celles que la phlogose n'a que secondairement envahies. Ce travail pathologique s'opère d'abord avec lenteur et sans déterminer de douleurs vives ; mais lorsqu'il est avancé, c'est-à-dire quand le ramollissement commence, les douleurs se réveillent, la phlogose aiguë se renouvelle, des hémorragies ont lieu au sein de la tumeur. Alors un mouvement de décomposition semble s'emparer de celle-ci ; les parties qui la recouvrent s'ulcèrent, et la plaie qu'elles forment, ordinairement couverte de fongosités saignantes et fournissant un ichor putride, abondant, fait des progrès plus ou moins considérables, et conduit inévitablement le sujet au tombeau.

Ces détails d'anatomie pathologique ne sont pas fondés sur de vaines suppositions ; ils n'ont pas seulement pour base les recherches de M. Broussais et de ses élèves, que l'on pourrait accuser de prévention : ils reposent sur les travaux et les descriptions de Bayle, de M. Laennec, et des anatomistes qui se sont occupés dans ces derniers temps avec le plus de succès de l'étude des productions organiques morbides.

On peut donc partager le cours des affections cancéreuses en quatre périodes qui sont : 1° celle du passage de l'irritation de l'état aigu à l'état chronique ; 2° celle de l'épaississement, de la solidification des tissus et du développement de l'état squirreux ; 3° celle de l'infiltration dans les mailles cellulo-fibreuses du squirre d'une matière séreuse ou pultacée qui les distend, les comprime, les détruit, et finit par opérer le ramollissement de la masse entière ; 4° enfin, celle du renouvellement de l'inflammation aiguë qui détermine l'ulcération et la destruction des parties qui recouvrent et qui avoisinent la tumeur.

Il est un point de cette théorie qui mérite spécialement de fixer l'attention des praticiens ; c'est le mécanisme suivant lequel s'opère le ramollissement des tissus fibreux ou squirreux qui dégénèrent en cancer. Il me semble que ce ramollissement est toujours le résultat d'une infiltration dont le tissu morbide est le siége. On trouve, en effet, les tumeurs dures et peu anciennes formées par un tissu blanc, resplendissant, composé lui-même de lames ou de fibres concentriques, diversement entre-croisées, et criant sous le bistouri. A mesure que l'on examine ces tumeurs à une époque plus avancée, et spécialement lorsque des douleurs lancinantes s'y sont fait sentir, on trouve la trame solide et primitive du tissu morbide plus écartée par la matière séreuse ou pulpeuse. La masse entière étant divisée, il est facile alors, en la pressant comme on ferait une orange, de faire sortir la substance infiltrée, qui laisse à nu les éléments fibreux de la tumeur. Enfin, à une époque encore plus éloignée de l'origine de la maladie, on trouve la matière pultacée rassemblée presque seule au centre de la masse cancéreuse, les autres parties conservant encore un certain degré de solidité. Les douleurs vives qui se manifestent alors, le renouvellement de l'irritation aiguë, l'exhalation du sang dans le foyer cancéreux et les hémorragies produites par la rupture des vaisseaux, dépendent vraisemblablement et de la compression de la trame fibreuse du tissu morbide, et de la décomposition ¹ de la masse cancéreuse, et enfin de la stimulation exercée par elle sur les parties qui l'avoisinent.

On objectera peut-être que les explications

¹ Par ce terme de décomposition, je n'entends parler ni d'une décomposition chimique, ni d'une altération putride; je veux désigner le changement de propriétés que l'action vitale exagérée, ou l'irritation, imprime aux matériaux nutritifs qu'elle a fait affluer dans les parties, aux tissus morbides qu'elle a pour ainsi dire créés.

théoriques précédentes, applicables aux dégénérescences cancéreuses des organes, ne sauraient convenir aux productions spontanées des tubercules et des cancers. Cette objection est plus spécieuse que solide ; car il est impossible à tout homme qui observe et qui raisonne d'admettre que des organes cancéreux puissent naître *spontanément*, et se développer sans causes au milieu de nos parties. Des actions irritantes, plus ou moins actives, ont précédé leur apparition; et quand, en se développant, les tumeurs cancéreuses semblent écarter les tissus voisins, les user par la compression, sans avoir aucune communication directe avec eux, elles constituent une forme spéciale de la maladie, mais rien ne prouve qu'elles soient nées spontanément. Lorsque, après un engorgement inflammatoire plus ou moins considérable, il reste dans les parties un noyau dur, solide et mobile, il se peut faire et il se fait très souvent que la petite tumeur, au lieu d'envahir successivement, et de se répandre, pour ainsi dire, dans les parties voisines, s'accroît elle-même au moyen des vaisseaux qui la pénètrent et que l'irritation dont elle est le siége dilate chaque jour davantage. Alors, son développement a lieu du centre à la cir-

7.

conférence, et sa périphérie reste distincte au milieu des tissus qu'elle déplace. C'est presque toujours ainsi que se forment et que s'accroissent les tumeurs fibreuses implantées soit sur des aponévroses, des ligaments ou des os, soit sur des membranes muqueuses ; et cependant on n'a jamais songé à présenter ces tumeurs comme des productions organiques spontanées, et auxquelles aucun tissu, aucun vaisseau n'a servi d'origine. Les squirres développés dans les ganglions lymphatiques, et dont la base est fibreuse, sont presque toujours dans le même cas, et forment, chez plusieurs sujets, en se ramollissant, ces cancers circonscrits dont on a tant parlé.

Enfin, les auteurs des monographies sur le cancer ont beaucoup insisté sur l'infiltration de la matière cancéreuse dans les mailles des tissus primitifs, dont on pouvait reconnaître la trame en la débarrassant de la substance étrangère qui la surchargeait. Mais en admettant l'exactitude de ce fait, que prouve-t-il ? Rien autre chose sinon que dans quelques circonstances, et chez certains sujets, les liquides que l'irritation appelle, et que la partie affectée modifie à sa manière, étant déposés dans la substance non encore altérée des organes, peuvent y acquérir cette mollesse pulpeuse que l'on a considérée comme l'un des caractères essentiels du cancer ramolli. Mais si l'on ad-mettait que cette pulpe blanchâtre appartient exclusivement aux affections cancéreuses, ces affections seraient bien plus fréquentes que ne le pensent les auteurs. A la suite de presque toutes les entérites chroniques, on trouve dans le mésentère des ganglions désorganisés, ra-mollis, et ne contenant plus qu'une matière semblable. Cette dernière se rencontre aussi dans certains engorgements celluleux à l'exté-rieur du corps. Dans tous ces cas, il y a for-mation d'une matière pultacée, sous l'influence de l'irritation locale ; mais cette pulpe n'est pas pour cela de nature cancéreuse, et les cancers diffus ou par infiltration dont on a parlé ne me paraissent pas exister dans la nature.

Parlerai-je ici des cancers cutanés, ou des ul-cères rongeants? Ces maladies terribles, dont il est si difficile d'arrêter les progrès, sont bien manifestement le résultat d'une irritation lo-cale, et le plus ordinairement produites par la stimulation, long-temps continuée, de solu-tions de continuité que rien n'indiquait devoir prendre ce caractère. C'est ainsi que des plaies

d'abord simples au visage, que celles plus superficielles encore des vésicatoires, ont acquis,
à la suite de l'abus prolongé des substances
irritantes, le caractère rongeant. Les boutons
cancéreux dont parlent tous les auteurs ne seraient pas, pour la plupart, suivis des phénomènes qui leur succèdent, si les malades, au
lieu d'arracher leur sommet et la croûte qui se
renouvelle à leur surface, les couvraient de
topiques émollients, et surtout s'abstenaient
de les irriter. Ce n'est jamais qu'après coup,
c'est-à-dire lorsque l'ulcère s'est développé,
que l'on reconnaît que le bouton qui lui a
donné naissance était cancéreux; connaissance
qu'il n'est alors ni difficile ni profitable d'acquérir, puisque le mal est fait, et qu'il ne s'agit
plus que de le combattre.

CHAPITRE VII.

TRAITEMENT LOCAL DES MALADIES CHIRURGICALES CHRONIQUES.

Les principes théoriques exposés dans le chapitre précédent, et dont la doctrine physiologique a mis l'exactitude hors de doute, sont de la plus haute importance en chirurgie. Ils jettent de vives lumières sur le traitement de cette multitude de maladies auxquelles on n'opposait presque jamais que des excitants généraux ou locaux, destinés à fondre la lymphe, à corriger l'âcreté des liquides, à donner aux vaisseaux la force de se débarrasser des matières qui les engorgent, à rendre enfin à toutes les parties le *ton* dont on les supposait privées. Ces indications, qui sont encore proposées dans certaine nosographie chirurgicale, et dont le système de Brown ou un humorisme dégoûtant a fourni les bases, ne méritent plus d'être combattues ; elles sont en opposition formelle avec les progrès les moins contestés de la pathologie et de la physiologie pathologique. Les détails dans lesquels je suis entré concernant la

nature des maladies auxquelles elles s'appli-
quent me dispensent de les discuter ici de nouveau : l'échafaudage suranné des systèmes d'où
elles sont déduites étant écroulé, les conséquences pratiques de ces systèmes doivent ren-
trer dans le néant.

Il est résulté des discussions précédentes que
l'irritation est la cause prochaine de la plupart
des affections que le chirurgien doit traiter. Il
me reste à examiner actuellement quels sont,
en général, les moyens les plus propres à détruire cette irritation, et suivant quelles règles
il convient de procéder à la guérison des prin-
cipales maladies qu'elle constitue.

La plupart des ulcères qui ne sont pas en-
tretenus, soit par des corps étrangers ou des altérations locales qui s'opposent mécaniquement
à leur cicatrisation, soit par des désordres généraux dans la constitution des sujets, cèdent à l'u-
sage de pansements simples, de moyens hygiéniques convenables, et d'un régime approprié à
l'état des viscères digestifs. Lorsque les solutions
de continuité dont il s'agit sont tapissées de
chairs pâles, fongueuses, mollasses, blafardes,
insensibles, et baignées d'un pus séreux et mal
élaboré, la cicatrisation ne se faisant pas, il est
indiqué, si le malade est faible, sans présenter

de signes d'excitation viscérale, d'administrer,
à l'intérieur, des substances toniques, et de recourir localement aux applications stimulantes.
Chez les sujets placés dans de telles circonstances, l'ulcère présente une irritation manifeste, mais qui est trop faible pour faire subir
aux parties affectées les transformations succes-
sives que nécessite l'organisation de la cicatrice.
Le tissu de cette dernière a besoin, comme le
cal des os, d'un degré assez considérable de
phlogose pour être formé; et dans les cas où
cette inflammation n'existe pas, il faut la produire artificiellement en excitant la plaie, au
moyen de plumasseaux imbibés de vin, de décoction de quinquina, d'alcool; de l'application du nitrate d'argent fondu, et même à l'aide
de la cautérisation objective ou immédiate.

Admettre l'existence d'ulcères atoniques,
c'est supposer que la faiblesse peut détruire
la continuité des parties; ce qui est opposé à
toutes les lois de l'organisme animal. Il est vrai
que l'état de débilité générale ou locale favorise l'action des causes irritantes qui déterminent l'ulcération ; mais celle-ci n'en est pas
moins le résultat incontestable de la stimulation des parties affectées. Que cette irritation
soit faible ou considérable, son existence n'en

est pas moins attestée par la présence même
de la solution de continuité qu'elle a produite
et qu'elle entretient. Si l'on avait appelé atoniques les seuls ulcères qui ne sont pas assez
enflammés pour marcher vers la guérison, il y
aurait eu quelque ombre de raison dans cette
manière de voir; mais attacher cette dénomi-
nation à des plaies produites par l'action irritante des liquides froids, et accompagnées d'un
tel gonflement inflammatoire qu'il faut les couvrir, durant plusieurs jours, de cataplasmes
émollients, cela ne saurait avoir lieu que par un
étrange renversement des principes les mieux
démontrés de la physiologie pathologique.

Les solutions de continuité que des pansements irritants ont long-temps entretenues, et
dont les bords, soumis à l'influence de l'inflammation chronique, se couvrent de callosités,
guérissent avec une promptitude remarquable,
au moyen des topiques émollients et de saignées
locales, pratiquées à l'aide des sangsues. Cette
observation n'est pas nouvelle ; mais elle mérite d'être recueillie, parce qu'elle constate les
bons effets des déplétions sanguines contre
les irritations externes assez avancées pour avoir
déjà profondément altéré la texture des parties
qui en sont le siége. Le cas dont il s'agit est un

de ceux où la compression , méthodiquement exercée et jointe aux pansements doux et relâchants, est suivie de succès rapides et presque merveilleux.

Les dartres, les teignes, et toutes ces éruptions dont les auteurs se sont empressés comme à l'envi à multiplier les espèces et les variétés, ne consistent qu'en des irritations plus ou moins vives des follicules cébacés et des vaisseaux exhalans de la sueur. Plusieurs d'entre elles sont entretenues par les moyens même que l'on emploie pour les combattre ; elles augmentent d'étendue par l'action des substances irritantes dont on les couvre. Il y a peu de temps encore que j'ai vu une jeune personne atteinte d'une dartre furfuracée au côté droit du thorax. D'abord léger , peu douloureux et caractérisé seulement par la présence de quelques écailles furfuracées, cet exanthême fit des progrès rapides sous l'influence des eaux de Baréges , et d'autres topiques stimulans ; en peu de semaines les tégumens des environs sont devenus rouges, tuméfiés, très sensibles ; les croûtes étaient plus épaisses ; elles paraissaient alors recouvrir des érosions profondes, de véritables ulcérations. Des bains, des cataplasmes émolliens, des fomentations relâchantes , de légers minoratifs souvent répétés , suffirent en peu de temps pour faire disparaître , avec tous les accidents , jusqu'aux dernières traces de la dartre qui les produisait.

La doctrine physiologique est fréquemment utile dans un grand nombre de circonstances où les systèmes anciens laissent les praticiens sans guide au milieu de symptômes contradictoires. J'ai actuellement sous les yeux une jeune fille pour laquelle je fus consulté au mois de novembre 1822. Cette jeune personne était atteinte de cette insupportable incommodité qui consiste à exhaler par le nez une odeur infecte et nauséabonde. Ses parens la repoussaient, aucune de ses compagnes ne pouvait se livrer avec elle aux jeux et aux amusements de l'enfance. Des médecins consultés avaient déclaré que la maladie résidait dans les bronches ou les poumons, qu'ils supposaient ulcérés et en suppuration. Des amers, des antiscorbutiques, un régime animal , furent prescrits sans succès : le mal au lieu de diminuer faisait des progrès continuels. La malade et la famille entière étaient dans une affliction profonde. Je fus alors appelé. La poitrine de la jeune personne était bien conformée, la percussion et le stéthoscope n'annonçaient aucune

altération dans les organes qu'elle renferme.
Jamais la malade n'avait éprouvé de douleur
à cette partie ; le teint était bon , le pouls
sans fréquence , la coloration naturelle, l'embonpoint médiocre. Cet ensemble de phénomènes me fit juger d'abord qu'il n'existait aucune altération profonde et chronique aux organes de la respiration. Mais la jeune fille éprouvait des douleurs assez fréquentes à la tête ;
un embarras habituel se faisait sentir dans les
fosses nasales ; le mucus sécrété par la membrane pituitaire était jaune , épais , abondant,
et présentait l'odeur repoussante qui accompagnait la respiration. Enfin, examinée at-
tentivement, la muqueuse nasale offrait des
traces évidentes de phlogose ; et toutes les fois
que les maux de tête , l'enchifrenement et la
sécrétion pituitaire augmentaient, l'odeur de-
venait plus infecte et plus insupportable. Il
était évident, d'après ces symptômes, que la
membrane muqueuse nasale était le siége exclusif du mal , et que celui-ci consistait en une
irritation chronique ou peut-être en des ulcérations de cette partie. En conséquence de
ce diagnostic, des sangsues furent appliquées
durant les paroxysmes de céphalalgie ; des fumigations émollientes ont été dirigées dans

les fosses nasales; la transpiration fut excitée au moyen de bains et de gilets de flanelle habituellement portés sur la peau ; de légers minoratifs complétèrent le système de révulsion que je m'étais proposé de suivre. La maladie durait depuis plusieurs années, elle avait résisté à tous les stimulants ; elle céda en deux mois et demi au traitement que je viens d'indiquer. La jeune personne est actuellement exempte de toute incommodité, sa gaieté est revenue, son embonpoint a fait des progrès, et depuis long-temps personne ne s'aperçoit plus qu'elle exhale aucune odeur désagréable.

Les fistules, pour la guérison desquelles on a imaginé tant de procédés opératoires, et tant d'instruments divers, sont quelquefois susceptibles d'être complétement guéries par un traitement antiphlogistique local, employé avec méthode et persévérance. Les fistules lacrymales, par exemple, dépendent beaucoup plus fréquemment que ne le pensent les praticiens vulgaires, de la phlogose et de la tuméfaction de la membrane muqueuse du canal nasal. Dans ces cas, qu'il n'y ait que dilatation du sac lacrymal, ou que les larmes se soient déjà frayé un passage sur la joue, des injections émollientes, poussées par les points lacrymaux ou par la fistule , et des sangsues appliquées au grand angle de l'œil et sur le côté du nez correspondant à la maladie, parviennent fréquemment, ainsi que M. Demours l'a fait observer , à détruire l'inflammation et l'épaississement de la membrane muqueuse affectée, de telle sorte que le passage normal étant rétabli, le liquide reprend sa route accoutumée. Alors la tumeur formée par le sac lacrymal ou la perforation de ce réservoir disparaissent graduellement. Il faut avouer toutefois que ce traitement est long , et que le résultat étant subordonné à la patience et à l'exactitude des malades , le succès ne couronne pas constamment les efforts du praticien le plus habile. La compression exercée sur la membrane enflammée par la canule de M. Dupuytren est un moyen beaucoup plus expéditif et plus sûr. Cet instrument ne produit aucune incommodité; lorsqu'il est demeuré en place durant quelques mois, et que le hasard le fait se détacher et tomber dans les fosses nasales, la guérison qu'il a procurée n'en persiste pas moins.

Les trajets fistuleux , quoique organisés et tapissés par une membrane muqueuse anormale épaisse et résistante , s'oblitèrent constamment en un temps fort court , sous l'influence des applications émollientes, après que l'on a détourné le cours des liquides irritants qui les entretenaient.

Les caries des os sont incontestablement l'effet immédiat de l'irritation et de l'ulcération du tissu de ces organes. Aussi faut-il, lorsque la partie affectée est douloureuse et enflammée, la recouvrir de topiques émollients, quelle que soit d'ailleurs la faiblesse générale du sujet. J'ai été témoin, l'année dernière, de la guérison spontanée d'une carie des os du tarse produite par un coup de pointe de faux, chez un homme adulte et vigoureux. La plaie primitive, qui n'avait pu se réunir par première intention, persista et fournit, quelques semaines après l'accident, une suppuration grisâtre ; un stilet promené dans sa partie la plus profonde, fit sentir les os dépouillés de leur périoste, rugueux et ramollis. Dès lors, la carie étant évidente, on fit usage, à l'extérieur, des stimulants de toute espèce. Loin de céder, le mal devint plus opiniâtre, plus étendu ; une inflammation, accompagnée d'œdème et d'une couleur bleuâtre des téguments, envahissait déjà toute la portion moyenne du pied, et les moyens employés pour la combattre demeurant sans succès, l'amputation fut proposée. Le malade refusa de s'y soumettre. Abandonnant son pied à la nature, il garda un repos absolu, et se borna à l'emploi de cataplasmes et de bains émollients. Il vit bientôt la douleur diminuer et cesser, l'inflammation et le gonflement disparaître, et l'ulcère prendre un aspect plus favorable. Trois pièces d'os peu volumineuses sortirent successivement, et la cicatrisation de la plaie ne se fit pas long-temps attendre après leur expulsion.

Les observations de ce genre ne sont pas rares dans les fastes de la science ; elles démontrent que les chirurgiens ont fait un usage trop général et trop exclusif des topiques irritants contre les caries des os , et qu'il est des cas, plus nombreux que ne le pensent la plupart des praticiens, où les applications émollientes, le repos et les antiphlogistiques sont beaucoup plus convenables et plus efficaces.

Cependant, lorsque la carie ne cède pas au traitement ab-irritant, et que toute l'inflammation locale exubérante paraît détruite, l'expérience a constaté les bons effets que produisent les bains et les douches avec les eaux alcalines, savonneuses, hydro-sulfureuses, martiales, etc. Les applications et les injections faites avec la teinture de mirrhe et d'aloès, l'usage des huiles essentielles ou de l'essence de térébenthine sont quelquefois suivis de la guérison des caries légères et superficielles. Les douches de vapeur aromatique, dirigées sur les parties affectées, ont été fréquemment avantageuses. Ces moyens, tout en stimulant les parties, paraissent changer leur manière d'agir, et leur imprimer un degré d'irritation différent de celui qui entretenait la carie. La cautérisation, si puissante contre cette affection, détermine, ainsi qu'on le sait, la mort ou la nécrose de toute la portion d'os malade, et provoque dans les couches sous-jacentes une excitation vive, que suit le développement de bourgeons celluleux et vasculaires de bonne nature.

Depuis les expériences de Tenon sur le traitement des nécroses, il est bien démontré que les huiles essentielles, les teintures alcooliques et les autres moyens stimulants ne sont propres qu'à retarder la séparation des lames osseuses frappées de mort. Les applications émollientes hâtent au contraire le développement des bourgeons celluleux et vasculaires et la chute de l'escarre solide qui les recouvre. Il paraît que les topiques du premier genre augmentent l'irritation et crispent en quelque sorte les vaisseaux, tandis que les autres opèrent un relâchement général qui est suivi de l'épanouissement du réseau capillaire et d'une végétation plus active du fond de la plaie.

Après avoir jeté un coup d'œil rapide sur le traitement de quelques unes des lésions chirurgicales les plus fréquentes, il nous reste à examiner les procédés à employer contre les maladies qui ont fait spécialement le sujet du chapitre précédent.

§ Ier. *Traitement des affections scrofuleuses externes*. Aussitôt que les tumeurs formées par les ganglions lymphatiques sont devenues pâles, indolentes et stationnaires, on est dans l'usage de les recouvrir d'emplâtres stimulants. Or l'expérience démontre que ces moyens sont inefficaces et même nuisibles chez le plus grand nombre des sujets. Ils ne sont propres qu'à enraciner plus profondément l'irritation dans l'organe affecté. Sous leur influence, les tumeurs deviennent ordinairement plus dures et plus opiniâtres. Qui n'a vu les ganglionites de l'aine, lorsqu'on les couvre trop tôt d'emplâtre de Vigo, ou qu'on les frotte avec le liniment ammoniacal avant que la résolution ne soit déjà presque complète, acquérir une solidité considérable, résister ensuite à tous les fondants, et persister dans le même état durant plusieurs années? Dire qu'alors les répercussifs ont dis-

sipé la portion la plus liquide de l'engorgement
et que les vaisseaux affaiblis ne peuvent se débarrasser du reste [1], c'est reproduire ces théories
humorales et mécaniques depuis long-temps
méprisées des médecins instruits. On s'étonne
que des doctrines aussi contraires à l'observation trouvent encore aujourd'hui des partisans.
Le fait est que les applications stimulantes accroissent, dans les cas dont il s'agit, l'irritation, et hâtent la marche des transformations
fibreuses ou squirreuses qu'elle tend à imprimer
aux parties qu'elle envahit.

Il semble que dans les cas qui nous occupent
les chirurgiens soient impatients de recourir
aux substances irritantes : ils craignent de per-
dre un jour en employant les topiques relâchants. J'ai vu cependant des ganglionites, qui
avaient opiniâtrément résisté aux fondants les
plus actifs et aux toniques les plus puissants de
la matière médicale, se dissoudre, comme par
enchantement, sous l'influence des sangsues
et des cataplasmes émollients, continués avec
persévérance. Les praticiens ne font peut-
être pas assez attention, chez les enfants, aux
causes qui ont provoqué les ganglionites du cou ;

[1] *Nosographie chirurgicale*, tom. I, pag. CLXXXIV.

ils ne tiennent pas assez compte des éruptions des téguments du crâne, des irritations dentaires, du froid habituel de la tête, du cou et des bras. Cependant, écarter d'abord les causes déterminantes de la maladie, et recourir ensuite aux saignées locales ainsi qu'aux applications émollientes, telles devraient être les bases du traitement à employer contre les prétendues scrofules. Tel est celui que la raison indique et dont l'expérience confirme déjà les avantages.

Ce traitement antiphlogistique local n'empêche pas de recourir à l'intérieur, si le sujet en a réellement besoin, et si les viscères digestifs ne présentent aucun signe d'irritation, aux aliments nourrissants et de bonne qualité ; à l'usage du vin vieux de Bordeaux, à l'élixir de gentiane avec addition de carbonate de soude ou de baryte ; aux exercices gymnastiques en plein air ; en un mot, à tous les moyens qui, augmentant l'énergie du système sanguin, et distribuant en quelque sorte les mouvements vitaux avec égalité dans toutes les parties du corps, détruisent la prédominance anormale d'action dont jouissent le système lymphatique en général et les parties affectées en particulier [1].

---

[1] De tous les moyens hygiéniques préconisés contre les

Traitement des phlegmasies articulaires. Les observations précédentes sont applicables aux inflammations chroniques des articulations. Ces affections sont du nombre de celles que la plupart des chirurgiens ont l'habitude de traiter au moyen des substances irritantes les plus énergiques. Après avoir épuisé la longue série des liniments et des frictions mercurielles, ammoniacales ou sulfuriques; des bains alcalins , martiaux et sulfureux; des cataplasmes de plantes aromatiques bouillies dans le vin, ou de terre de rémouleur, etc., on a recours aux vésicatoires , aux moxa, aux cautères. Un traite-

scrofules, il n'en est pas de plus puissant, de plus salutaire que la gymnastique. Et sous ce rapport, Paris offre des ressources que l'on chercherait vainement ailleurs. Un vaste gymnase, dirigé par M. Amoros, et protégé par les ministres de la guerre et de l'intérieur, y est constamment ouvert au public. Cet établissement surpasse , par son étendue, la multiplicité des machines que l'on y trouve rassemblées, la méthode d'enseignement que l'on y suit, les précautions de toute espèce dont on y entoure les enfants , ce que l'antiquité nous a offert de plus merveilleux en ce genre. Un médecin préside à tous les exercices de ce gymnase , afin de les adapter à la nature des infirmités qu'il faut combattre. On compte déjà dans cet établissement, digne de la bienveillance de tons les philantropes, un grand nombre d'exemples de guérison de maladies scrofuleuses et de déviations diverses, soit de la colonne vertébrale, soit des épaules et des membres.

ment de ce genre, dans lequel on ne fait usage que de moyens excitants, et où les révulsifs sont employés avant que l'irritation ait été suffisamment combattue, n'est propre qu'à aggraver le mal; aussi, pour quelques succès très rares, obtenus par cette méthode, et que l'on cite à tout instant, voit-on se multiplier chaque jour les cas où les maladies chroniques des articulations se terminent par la mort des sujets ou nécessitent l'amputation des membres.

L'expérience a cependant démontré que les saignées locales, le repos absolu des parties affectées, les bains, les applications émollientes, sont les moyens les plus efficaces que l'art puisse opposer aux arthrites chroniques. Le repos seul a procuré à M. Bouchet de Lyon des succès inespérés dans les maladies du genou. Il maintient cette articulation immobile en fixant le membre entier dans une gouttière composée de deux parties qui peuvent se mouvoir l'une sur l'autre, soit pour fléchir, soit pour étendre la jambe. Ces deux gouttières, dans lesquelles on fixe les deux parties du membre abdominal au moyen de courroies, sont réunies par une vis à crémaillère, adaptée au côté de l'appareil, près du genou, et qui borne invariablement les mouvements de cette articulation.

Des guérisons remarquables ont été obtenues ainsi , quelquefois avec la conservation complète de la mobilité du membre ; dans d'autres cas, avec des ankyloses , tantôt fibro-ligamenteuses , tantôt osseuses.

M. Janson, successeur, à l'Hôtel-Dieu de Lyon, du praticien célèbre que je viens de citer , continue d'employer cette méthode ; il y joint seulement l'application de topiques secs et chauds , et celle de sachets résolutifs ou de quelques exutoires autour de la tumeur. Ce traitement est beaucoup plus simple que celui dont l'excellence prétendue est généralement vantée par les auteurs. Cependant de nouvelles observations ont démontré qu'au repos il est plus avantageux d'ajouter les saignées locales souvent réitérées, que les excitants décorés du titre de résolutifs. Plusieurs exemples authentiques de guérison d'arthrites anciennes et presque entièrement abandonnées ont eu récemment lieu à Paris, dans un des hôpitaux les plus fréquentés, et tout porte à croire que les observations de ce genre se multiplieront chaque jour davantage , à mesure que les principes de la nouvelle doctrine médicale seront plus généralement adoptés par les chirurgiens.

Ce n'est que quand , au moyen des évacua

tions sanguines locales, on a obtenu la chute de l'irritation, que les vésicatoires, les moxa, les cautères, sont véritablement utiles pour combattre les phlegmasies articulaires chroniques. Cette vérité pratique est applicable au traitement de toutes les inflammations externes. Jusqu'à ce que l'on ait abattu le mouvement fluxionnaire ainsi que la douleur et la chaleur qui l'accompagnent, les révulsifs ne sauraient produire aucun bon effet : l'irritation est trop profonde, trop enracinée pour être facilement déplacée, et l'action stimulante, que l'on destine à la contre - balancer, tourne alors tout entière à son profit et augmente son intensité. C'est ainsi que j'ai vu vingt fois, dans les arthrites du genou et de la hanche, les vésicatoires et les moxa exaspérer tous les accidents et déterminer chez les malades une fièvre violente. Débutez donc toujours par le repos, les saignées locales, un régime sévère et adoucissant; si la douleur est vive, recouvrez la partie de cataplasmes émollients; dans le cas contraire contentez - vous de l'envelopper de flanelle. La chaleur, l'humidité et le poids des cataplasmes favorisent fréquemment la tuméfaction mollasse et œdémateuse du tissu cellulaire; ils sont par conséquent nuisibles toutes les fois qu'il

existe un engorgement indolent des parties externes de l'articulation. Il convient que le malade prenne souvent des bains, qui remplacent
avantageusement les cataplasmes, favorisent la
transpiration, et sont en même temps émollients et révulsifs.

Ce n'est que lorsque, au moyen de ce traitement antiphlogistique, on a obtenu la diminution notable de l'irritation et de la
phlogose, que les vésicatoires, les moxa, ou le
cautère actuel peuvent être profitables ; ils
produisent quelquefois alors des effets merveilleux. Les irritants locaux destinés à forti-
fier les parties ne conviennent qu'à l'époque où
la cure est achevée, c'est-à-dire lorsque, les
derniers restes de l'irritation étant dissipés, il
ne s'agit plus que de rendre à l'articulation,
réellement affaiblie, sa solidité primitive.
Alors, les bains et les douches avec les eaux
minérales sulfureuses, le massage des parties affectées au milieu de liquides chargés de
principes émollients, des mouvements et des
exercices graduellement augmentés, sont éminemment propres à donner aux tissus musculaires et fibreux de la souplesse et de la force
tout à la fois. Le vin, les aromates, l'acool
camphré, sur l'usage desquels on insiste ordi-

nairement avec tant de force, sont moins convenables que les moyens précédents : ils semblent resserrer et durcir les tissus, plutôt que favoriser leur extensibilité, en les fortifiant et en rendant leur nutrition plus active. Leur application ne réussit que rarement chez les hommes déjà âgés dont les articulations sont desséchées et roidies à la suite d'anciennes blessures.

Telle est la méthode de traitement la plus rationnelle qu'il soit actuellement possible d'opposer aux arthrites chroniques de toutes les formes, depuis la goutte commençante et la tumeur blanche la plus légère, jusqu'au rhumatisme articulaire le plus invétéré et à l'engorgement le plus considérable de tous les tissus qui composent ou qui environnent une articulation. Si la maladie a de la tendance à se reproduire, comme dans la goutte et le rhumatisme, le traitement antiphlogistique général et local abrége les accès, diminue leur violence, les éloigne et prévient la formation des concrétions calcaires et la désorganisation des parties. L'économie ne s'accoutumant pas alors à une irritation presque permanente des parties externes, les métastases de cette irritation sur les viscères, à la suite desquelles succombent un si grand nombre de goutteux, n'ont pas lieu. En un mot, partout où il existe une phlegmasie des articulations, quel que soit le nom dont les auteurs l'aient décorée, il faut la combattre au moyen des antiphlogistiques, et chercher à l'éteindre, à moins, toutefois, que l'organisme, habitué à sa présence, ne puisse en supporter la privation sans danger. Mais alors il importe constamment de modérer la violence et de combattre les exacerbations trop aiguës de cette irritation.

Une dernière observation, que ne manqueront pas de faire les personnes qui réfléchissent et qui méditent sur les résultats des divers moyens thérapeutiques qu'elles emploient, c'est que désormais, lorsqu'on appliquera le traitement antiphlogistique, et surtout les saignées locales, avec plus de vigueur et de persévérance au traitement des lésions des articulations, on verra moins souvent les phlegmasies produites par ces lésions passer à l'état chronique, et entraîner la perte des malades, ou nécessiter l'ablation des parties. L'exemple suivant, qui m'est fourni par M. Janson, me semble propre à démontrer de plus en plus les étonnants succès dont les saignées locales peuvent être suivies dans le traitement des inflammations des articulations les plus profondes. Une femme est prise tout à coup, en sortant d'un bain, d'une douleur cruelle à la hanche gauche. Elle entre de suite à l'hôpital. Deux jours après elle présentait un alongement de deux pouces et demi du membre douloureux, et tous les symptômes de la luxation spontanée commençante. La tête du fémur était sur le point d'abandonner la cavité cotyloïde. Des sangsues sont appliquées autour de la hanche, puis des vésicatoires volants : tout mouvement de la cuisse est interdit à la malade. Six jours après, les douleurs sont entièrement calmées ; le membre se raccourcit, reprend sa forme et sa direction. Au bout de trois semaines, la cure est complète.

§ III. *Traitement du Cancer*. En démontrant que les tumeurs squirreuses, cancéreuses et autres du même genre, sont le résultat de l'inflammation chronique et des altérations que cette inflammation a déterminées dans la nutrition des parties affectées, la nouvelle doctrine médicale a eu déjà sur la pratique de la chirurgie la plus heureuse influence. Cette fatalité qui semblait attachée à l'existence des tissus anormaux, et qui faisait supposer qu'une fois développés ils ne sont plus susceptibles de se résoudre ; cette fatalité, combattue avec succès par les médecins physiologistes, est généralement détruite. Tous les praticiens savent actuellement que la nature, aidée par des secours méthodiques, peut se débarrasser, une irritation étant dissipée, des produits plus ou moins hétérogènes de cette même irritation. En effet, si le pus, les engorgements celluleux, les productions lardacées, fibreuses, cartilagineuses, graisseuses, etc., disparaissent après les inflammations qui avaient provoqué leur formation, pourquoi les tissus squirreux, cancéreux, mélaniques, cérébriformes et autres n'éprouveraientils pas le même sort? Aucune raison ne saurait démontrer qu'il ne puisse en être ainsi. Les adversaires de la nouvelle doctrine se sont bornés à dire que jamais ils n'avaient observé de guérison semblable. Mais ils n'ont disséqué que des tumeurs puisées dans des cadavres, ou extirpées au moyen de l'instrument tranchant. Or rien ne prouve que des tumeurs semblables n'aient pu disparaître, par l'absorption, sur d'autres sujets. Il n'est pas démontré, surtout, que les productions morbides, dont les écrivains qui se sont occupés d'anatomie pathologique ont donné de si belles descriptions, ne fussent absolument plus susceptibles d'être guéries par le même procédé, si les sujets eussent

vécu, ou si, au lieu d'opérer, nos observateurs
eussent employé des moyens thérapeutiques
en rapport avec la nature du mal. Il y a plus,
l'expérience clinique démontre, avec autant
d'évidence que l'on peut en acquérir sans avoir
les parties malades immédiatement sous les
yeux, que des tumeurs squirreuses ou cancéreuses ont été guéries par l'emploi de moyens
propres à détruire l'irritation qui les avait
provoquées, et qui les entretenait.

Il est un fait, toutefois, dont il ne faut se
dissimuler ni la réalité ni l'importance, c'est
que plus l'irritation a duré long-temps dans
les parties, plus il est difficile de faire entièrement disparaître les altérations organiques
qu'elle a provoquées. Cette loi est applicable,
non seulement aux tissus cancéreux ou squirreux, mais aux productions fibreuses et cartilagineuses, aux épaississements celluleux, aux tuméfactions des ganglions lymphatiques ; en un
mot, à tous les produits de l'inflammation. Il
résulte de là que quand une tumeur, présumée
cancéreuse, après avoir été fort long-temps indolente et stationnaire, devient ensuite graduellement douloureuse, et que l'on tarde encore
à lui opposer un traitement convenable, elle
résiste fréquemment à tous les efforts de l'art.

Mais ce qui la rend incurable alors, par les moyens médicinaux, est moins la présence en elle-même des tissus qui la forment, que l'ancienneté de l'irritation, qui s'est pour ainsi dire identifiée avec les organes, et qu'il est désormais impossible de détruire. Cependant, comme on possède un assez grand nombre d'exemples de tumeurs déjà très anciennes qui ont cédé à un traitement méthodique, il faut constamment y avoir recours, et ne jamais abandonner l'espoir de réussir. Lors même que l'on ne guérirait pas entièrement les malades par ce traitement, on les soulagerait du moins, et, en diminuant l'irritation, on rendrait le succès de l'opération chirurgicale plus assuré.

Parmi les faits qui constatent la possibilité de guérir, au moyen des antiphlogistiques et des saignées locales, les irritations chroniques dont les produits ont déjà acquis le caractère cancéreux, je me bornerai à rapporter les suivants.

Une dame, d'un tempérament sanguin et nerveux, âgée de vingt-cinq ans, s'aperçut, dit M. le docteur Fallot, médecin à Namur, qu'elle portait, à la partie supérieure du sein droit, une tumeur dure, de la grosseur d'un noyau de pêche. Elle avait alors quinze ans; sa santé était parfaite, et quoiqu'elle ne pût indiquer ni la cause de cette tumeur, ni l'époque où elle s'était développée, on l'attribua généralement à un coup de coude qu'elle avait reçu en valsant. Un médecin essaya de faire fondre la tumeur à l'aide de fumigations avec le vinaigre bouillant, de frictions mercurielles et de pilules dans lesquelles entrait vraisemblablement de l'extrait de ciguë. Ces moyens déterminèrent de vives douleurs; on y renonça, et, en 1817, la tuméfaction égalait le volume d'une petite pomme. Elle était mobile sous la peau, dont la couleur n'avait éprouvé aucun changement. On conseilla à la malade de porter habituellement une peau de cygne, afin de tenir la partie à une chaleur douce, modérée, et d'éviter tout ce qui pouvait l'irriter. En 1819, cette personne se maria; devenue mère en 1820, l'abord du lait aux mamelles ne parut pas exercer d'influence sur la tumeur. Cependant, voulant supprimer la sécrétion du liquide, on prescrivit un régime sévère et de légers minoratifs. Aucun accident n'eut d'abord lieu; mais le seizième jour de l'accouchement, le sein s'enflamma tout à coup, sans cause connue, et malgré l'application des sangsues et des cataplasmes, les douleurs devinrent atroces. Trois petits abcès superficiels se formèrent, s'ouvrirent, et, après avoir fourni une suppuration louable, se cicatrisèrent promptement. Pendant ce travail inflammatoire, la tumeur avait augmenté de volume; elle occupait le tiers du sein, et, quoique toujours indolente, elle gênait excessivement par son poids. De temps à autre, surtout pendant la nuit, des élancements s'y faisaient sentir. Douze sangsues furent alors appliquées deux jours de suite sur elle, et firent cesser les douleurs, qui, reparaissant quatre mois après, cédèrent au même moyen. La malade s'était toujours refusée à la réitération des saignées locales; mais cinq mois après l'application des dernières sangsues, le sein étant redevenu douloureux, on le couvrit presque tout entier de ces animaux. Le saignement fut considérable et dura vingt-quatre heures. Il n'était pas encore terminé que la mamelle paraissait déjà plus légère, et quelques jours après, la tumeur avait entièrement disparu [1].

Si l'on réfléchit que la tuméfaction dont il

---

[1] *Journal complémentaire du Dictionnaire des sciences médicales*, tome XII.

s'agit datait de dix ans ; qu'elle était dure, mobile, en quelque sorte isolée des parties environnantes, et d'une origine tellement obscure qu'on pouvait la considérer comme spontanée, il sera difficile de ne pas admettre qu'elle était formée par un véritable tissu squirreux. Il y a plus, les élancements dont elle commençait à devenir le siége annonçaient ou le début ou l'imminence de la dégénération cancéreuse de sa masse. Les excitants n'avaient produit sur elle d'autre effet que d'augmenter son volume et de la rendre plus opiniâtre. Cependant les saignées locales ont suffi pour la faire disparaître en un temps assez court. Il est à remarquer que, quelle que soit la violence des douleurs lancinantes qui parcourent les tumeurs présumées cancéreuses, les premières applications de sangsues suffisent presque toujours soit pour les faire entièrement disparaître, soit pour diminuer de beaucoup leur intensité. Cette circonstance importante se reproduit dans toutes les observations où l'on a opposé les saignées locales aux squirres ou aux cancers.

Rose, du Havre, âgée de 23 ans, d'un tempérament éminemment lymphatique, eut, dit M. le docteur Maurice Treille, à l'âge de 19 ans, un enfant qu'elle n'allaita pas. De violents chagrins rendirent alors la santé de cette jeune personne chancelante : elle éprouvait des douleurs presque continuelles à l'estomac ; la digestion des aliments était longue et fatigante, les selles irrégulières, les menstrues moins abondantes que de coutume ; enfin, des pertes blanches succédaient à l'évacuation sanguine par le vagin. Six semaines après l'invasion de ces incommodités, le sein gauche devint sensible, et une tumeur dure et mobile s'y fit apercevoir. Un traitement anti-cancéreux fut alors employé sans succès, et l'on conseilla l'extirpation de la tumeur. La malade se refusant à l'opération, une foule de remèdes lui furent administrés. Sous leur influence sa santé se détériora de plus en plus, et la mamelle ne tarda pas à être presque totalement envahie par un engorgement dur, peu sensible à la pression, mais dont le centre était le siége de douleurs lancinantes. La mamelle droite offrit bientôt après une tumeur du même aspect que la précédente ; les douleurs d'estomac alternaient avec celles des seins : de vives douleurs ostéocopes se manifestèrent ; les chairs devinrent molles ; les téguments se décolorèrent et semblèrent s'étioler. Les traits du visage, tirés et flétris, offraient des rides prématurées. La diarrhée se manifestait de temps à autre ; la paume des mains était brûlante, le sommeil agité et nullement réparateur : tout annonçait l'existence de la cachexie cancéreuse la mieux prononcée. Aussi, quoique la malade réclamât elle-même l'opération, j'aurais cru compromettre l'art en y recourant, et je me bornai à prescrire les moyens suivants.

D'abord, la malade dut se priver entièrement de café, de vin, et de toute autre liqueur spiritueuse. Des végétaux, et spécialement des carottes, du lait, et des mets préparés avec ce liquide ; tels furent les aliments dont on lui permit de faire usage. On lui ordonna de prendre depuis trois jusqu'à dix-huit onces d'eau de mer par jour. Des emplâtres avec la ciguë sur la tumeur ; des frictions sèches sur toute la peau, et un exercice modéré, complétèrent la série des moyens hygiéniques et médicinaux qui parurent d'abord convenables. Après un mois de leur emploi la malade se trouvait mieux; elle paraissait moins étiolée; les douleurs d'estomac n'existaient plus ; les tumeurs offraient et la même dureté et le même volume ; les douleurs s'y faisaient encore sentir ; mais les emplâtres avaient déterminé sur la peau qu'ils recouvraient une inflammation érysipélateuse. Lorsque cette phlogose fut dissipée, on appliqua dix sangsues sur la mamelle gauche et huit sur la droite. Des cataplasmes avec la mie de pain et la décoction de mauve et de morelle recouvrirent ensuite les parties et facilitèrent l'écoulement d'un sang noir et épais. Deux jours après, les douleurs mammaires n'existaient plus; la malade avait dormi les deux nuits précédentes. Des pilules avec l'extrait de ciguë, l'aloès et la rhubarbe, furent alors ajoutées au traitement. Leur usage, combiné avec celui de l'eau de mer, entretenait une espèce de super-purgation, que l'on fut souvent forcé d'arrêter, en supprimant ces médicaments ou en diminuant leurs doses. L'application des sangsues fut réitérée huit jours après la première, et produisit un nouveau soulagement. Alors les douleurs ostéocopes étaient dissipées, et les tumeurs diminuées de volume. Encouragé par ce premier succès, on fit appliquer, chaque huit ou quinze jours, de nouvelles sangsues. Après cinq mois environ de ce traitement, la fraîcheur et l'embonpoint de la malade étaient revenus, et il ne restait plus à la mamelle gauche que deux ganglions d'une consistance cartilagineuse, dont le volume ne surpassait pas celui d'un petit pois, et qui ne purent entièrement se dissiper. L'extirpation paraissait nécessaire ;

mais la malade s'y étant refusée, la guérison n'en fut pas moins solide. Trois ans après, s'étant mariée, Rose avait eu un enfant qu'elle nourrissait, et sa santé s'était maintenue en bon état. [1]

Les détracteurs de la médecine physiologique, ajoute M. Treille, seront sans doute convaincus, en parcourant cette observation , que nous n'employons pas uniquement les sangsues comme ils l'ont répété. Ils y pourront voir que nous savons mettre à profit tous les moyens propres à rétablir l'état normal. Cette réflexion est juste , et la guérison de la malade dont on vient de lire l'histoire est une preuve nouvelle de l'habileté du praticien qui l'a obtenue. Cependant, si les frictions cutanées, l'exercice musculaire, et les irritants dirigés sur le canal digestif, constituent des moyens précieux de révulsion contre les irritations chroniques des parties extérieures du corps, peut-être trouverait-on dans l'état particulier de la malade dont il s'agit, des circonstances qui contre-indiquaient l'emploi de quelques-uns de ces moyens. En effet, les douleurs habituelles d'estomac et la diarrhée irrégulière dont elle était depuis long-

<hr>

[1] *Annales de la médecine physiologique*, tome 1.

temps affectée , attestaient l'existence d'une gastro-entérite qui pouvait être exaspérée par l'usage des purgatifs. Lors même que les douleurs de l'estomac eurent cessé, il était à craindre que les pilules drastiques ne les reproduisissent. La ciguë d'ailleurs, qui agit spécialement en irritant les parties avec lesquelles on la met en contact, est loin de mériter les éloges qui lui ont été accordés par les admirateurs de Stœrck ; et , dans le cas particulier qui nous occupe, son usage intérieur pouvait présenter quelques inconvénients graves. L'observation de M. Treille est sans doute fort importante, puisqu'elle fournit une preuve non équivoque de la possibilité de guérir des tumeurs présumées cancéreuses déjà fort avancées ; mais le fait suivant démontrera que l'on peut atteindre ce but à l'aide d'un traitement beaucoup plus simple encore , et plus exclusivement antiphlogistique.

Une fille , âgée de 24 ans , d'un tempérament sanguin et nerveux , entra dans un hôpital, pour y faire son noviciat comme sœur hospitalière. L'année suivante, elle éprouva dans le sein gauche des douleurs lancinantes qui revenaient par intervalles, et y découvrit une petite tumeur qui roulait sous les doigts. Cinq à six

mois après, cette tumeur ayant acquis le volume
d'une noix, était douloureuse au plus léger contact. La malade rentra dans sa famille, et pendant un an, plusieurs médecins de Nantes em-
ployèrent sans succès différents moyens internes
et locaux ; tous les chirurgiens qu'elle consulta
lui déclarèrent qu'elle portait au sein une tumeur squirreuse qu'il fallait se hâter d'extirper.
Le mal fit bientôt de nouveaux progrès , et la
jeune personne, désespérée, se présenta à l'Hôtel-Dieu de Paris.

La tumeur était, à cette époque , dure, bos-
selée, inégale, sous-cutanée, du volume d'un
gros œuf d'oie , et elle occupait la partie
moyenne et externe du sein gauche. Elle était
le siége de douleurs sourdes habituelles, et de
temps à autre des élancements intolérables la
parcouraient et s'étendaient à tout le côté correspondant de la poitrine ainsi qu'à l'épaule.
Le corps de la malade était d'une maigreur
extrême, sa peau chaude, sèche , et couverte
d'écailles furfuracées. Un mouvement fébrile ,
qui survenait chaque soir, se prolongeait une
grande partie de la nuit, et se terminait par une
sueur abondante et visqueuse. La malade était
depuis cinq à six mois étrangère au sommeil ;
elle avait éprouvé plusieurs accès d'hémoptysie,

toussait continuellement et rendait une grande quantité de crachats épais et puriformes.

M. le professeur Lallemand, de Montpellier, qui était alors interne à l'Hôtel-Dieu et chargé du service de la salle où cette malade fut placée, se contenta, pendant environ quinze jours, de lui prescrire des boissons adoucissantes, des juleps, etc. Mais les douleurs du sein et de la poitrine s'étant encore exaspérées, ainsi que les symptômes d'affection pulmonaire, le praticien que je viens de citer lui fit appliquer huit sangsues sur le sein gauche; un bain général et des cataplasmes émollients sur la tumeur furent ajoutés à la saignée locale. Les douleurs, la fièvre et la toux ayant diminué, on réitéra, quatre jours après, l'application des sangsues, et l'on prolongea l'usage des bains et des cataplasmes. Au bout de dix jours, la tumeur était moins dure. la toux et l'expectoration avaient diminué; il n'existait plus de fièvre. Le même traitement fut continué. La tumeur se ramollit graduellement, se fondit, pour ainsi dire, et après deux mois et demi elle était réduite au volume d'une petite aveline; les symptômes de lésion pulmonaire avaient entièrement disparu; la malade avait repris sa fraîcheur et un peu d'embonpoint. Cependant, cent vingt sangsues avaient été appliquées durant un petit intervalle, et le régime alimentaire n'était composé que de soupes, de bouillons, de lait, de riz, et d'autres substances semblables. Enfin, un mois et demi après cette époque, la tumeur n'existait plus, et la malade attestait que jamais sa santé n'avait été aussi florissante.[1]

En comparant ces résultats du traitement antiphlogistique avec ceux qui suivent ordinairement l'emploi des moyens excitants, internes et externes que l'on oppose assez généralement aux tumeurs squirreuses, il est facile de décider à laquelle de ces deux méthodes on accordera la préférence. Aux faits que j'ai cités, j'aurais pu joindre un grand nombre d'exemples d'engorgements chroniques et squirreux de ganglions axillaires, cervicaux ou inguinaux ; de cancers occultes des glandes parotides, des testicules, des ovaires, et d'autres organes du même genre, qui ont été guéris à l'aide des saignées locales, des bains, et d'un régime adoucissant. Ces succès rendent de plus en plus rare la nécessité de pratiquer, pour les tumeurs squirreuses et cancéreuses, des opérations souvent

[1] *Observations cliniques, suivies de quelques réflexions générales sur les affections cancéreuses*, par M. Maréchal. Montpellier, 1821, in-4°.

graves, toujours douloureuses, et qui privent les sujets d'organes importants. Le sarcocèle, ou le sarco-hydrocèle , n'autorise plus , par exemple, à porter l'instrument sur le testicule. Aucune des maladies de ce genre qu'on a pu recevoir dans l'hôpital militaire d'instruction de Strasbourg, depuis plus de six ans, n'a ré-sisté, suivant M. Gama chirurgien en chef, premier professeur dans cet établissement, aux saignées locales seules ou secondées des révul-sifs, du repos, et des fomentations émollientes, Ce praticien évite d'appliquer des cataplasmes sur les parties affectées; il a reconnu que leur humidité et la couche glutineuse épaisse qu'ils laissent sur la peau nuisent à la résolution de la tumeur, en maintenant le scrotum dans un état continuel de relâchement et en s'opposant à l'action de sa tonicité. Les conduits séminifères, qui reviennent sur eux-mêmes et reprennent de l'activité aussitôt qu'un premier dégorge-ment est opéré, semblent rester inertes sous l'influence des cataplasmes. « Ce serait trop exiger, dit M. Gama, que de prétendre obte-nir des succès rapides par ce traitement ; mais si la guérison exige quelque patience, du moins est-elle infaillible. »

Ajoutons à ces observations que lorsque

la nouvelle doctrine médicale sera mieux connue des chirurgiens ; quand surtout les tumeurs glanduleuses et cellulaires seront plus méthodiquement traitées à leur début, le nombre des cancers diminuera considérablement, et les exemples de maladies semblables, qui résistent aux saignées locales, deviendront de plus en plus rares.

Les *ulcères cancéreux* ou rongeants, dont les auteurs donne de si horribles et si fidèles descriptions, cèdent fréquemment au traitement antiphlogistique local. Ainsi que je l'ai déjà fait observer dans cet écrit, ils dépendent généralement d'irritations vives et permanentes exercées sur des solutions de continuité simples et que rien n'annonçait devoir prendre ce redoutable caractère. C'est ainsi que mon ami, le docteur Blaquière, observa un commencement de dégénération cancéreuse sur la plaie d'un vésicatoire au bras que l'on avait irrité avec trop de force et de persévérance. La surface de la solution de continuité se recouvrait déjà de végétations solides et douloureuses; un pus de mauvaise nature s'en écoulait; les bords, tuméfiés et renversés en dehors, étaient entourés eux-mêmes par un engorgement livide des téguments voisins. La suppression de tous les irritants, des pansements simples, et une compression modérée exercée sur la partie, suffirent pour faire disparaître tous les accidents, et pour ramener la plaie à son état normal. Si la maladie avait été plus grave et l'irritation plus vive, nul doute qu'il n'eût fallu ajouter aux moyens employés des saignées locales. Les faits suivants démontreront mieux que ne le pourraient faire mes raisonnements, les bons effets que l'on est, dans ces cas difficiles, en droit d'en attendre.

Un homme âgé de 5o ans, d'un tempérament sanguin, avait constamment joui d'une bonne santé, lorsqu'il lui survint, à l'âge de 45 ans, un bouton blanchâtre au milieu du bord libre de la lèvre inférieure. Ce bouton se cicatrisa le sixième jour, après une application d'acide nitrique. L'ulcération, cependant, se rouvrit un mois après, et resta stationnaire pendant quatre années, durant lesquelles des croûtes se formaient dessus, tombaient, ou étaient arrachées, et remplacées ensuite par des croûtes nouvelles qui éprouvaient le même sort. Au commencement de 1819, le malade consulta un chirurgien, qui cautérisa la plaie avec le nitrate d'argent fondu : à la chute de l'escarre une surface ulcérée assez considérable parut à découvert. Dès lors, la lèvre se tuméfia et devint douloureuse. Un autre chirurgien ayant encore cherché à déterminer la cicatrisation par des applications de sublimé, tous les accidents augmentèrent ; les douleurs devinrent plus intenses et plus rapprochées ; les bords de l'ulcération se renversèrent en dehors, et il se forma une perte de substance assez considérable pour empêcher la bouche de se fermer. M. le professeur Lallemand trouva le malade dans cet état, et reconnut, à l'aspect de la plaie, à la dureté et au renversement de ses bords, qui paraissaient lardacés, au caractère lancinant des douleurs, une de ces ulcérations cancéreuses auxquelles on ne connaît jusqu'à présent d'autre remède que l'ablation. Cependant, avant d'en venir à ce moyen extrème, qui ne met pas à l'abri de la récidive, ce praticien voulut tenter l'emploi de moyens dont il avait obtenu d'heureux résultats dans les cas analogues. Huit sangsues furent appliquées autour de la lèvre, un cataplasme émollient les remplaça, et un bain général fut administré. Quatre jours après, la lèvre étant moins dure et moins douloureuse, on prescrivit de nouveau huit sangsues qui produisirent une diminution nouvelle des symptômes. Le lendemain, une troisième application semblable aux précédentes eut lieu ; le cataplasme avait été continué, et la cicatrice commençait à se former. Enfin, après un mois de ce traitement, la cicatrisation était presque complète ; les douleurs avaient presque entièrement disparu ; il n'existait plus qu'un petit lambeau du bord de l'ulcère, de la grosseur d'une lentille, et qui, dur, inégal, et dépassant le niveau de la cicatrice, tardait à se réunir. On l'enleva avec le bistouri ; le lendemain la petite plaie était fermée, et, quelques jours après, le malade sortit de l'hôpital.

L'observation suivante présente un exemple non moins remarquable des heureux effets du traitement antiphlogistique dans les cas d'ulcère cancéreux rongeant.

Un homme âgé de 55 ans était affecté d'un ulcère qui occupait le nez depuis son bord libre jusqu'à sa racine. L'aile gauche de cet organe était complétement détruite. Du côté droit, la destruction était un peu moins avancée ; la moitié antérieure de la cloison avait disparu. Au-dessus de l'ouverture de la fosse nasale droite, existait une perforation étroite et allongée qui communiquait avec l'intérieur de cette cavité. Les bords de cet ulcère étaient épais, blanchâtres, renversés en dehors dans certains points, lardacés dans d'autres. Une escarre noirâtre et charbonneuse couvrait toute la surface de la plaie ; les douleurs y étaient parfois lancinantes. La maladie s'était annoncée deux ans auparavant par un petit bouton qui parut sous l'aile gauche du nez, et qui, étant plusieurs fois arraché, se convertit en un ulcère, dont les progrès furent rendus plus rapides par l'usage de topiques irritants et de caustiques. Deux applications de sangsues (une fois huit, et l'autre fois six), des cataplasmes émollients, des bains généraux, procurèrent, en treize jours, un mieux tel, que la cicatrice recouvrait déjà la partie inférieure de l'ulcère, ainsi que la cloison du nez. La perforation du côté droit était oblitérée ; il ne restait à se cicatriser que quelques points de la surface des cartilages déjà recouverts de bourgeons charnus, rouges et vermeils ; tout portait à croire, d'après la marche rapide de la cicatrice, que deux ou trois jours après la guérison serait complète [1].

Ces faits démontrent d'une manière incontestable l'exactitude de ce que j'ai dit précé-

[1] Ouvrage cité de M. Maréchal.

demment, concernant l'irritation qui préside au développement des ulcères cancéreux. N'est-il pas évident, en effet, puisque les saignées locales et les applications émollientes suffisent pour guérir la maladie lorsqu'elle est déjà avancée, que ces mêmes moyens pourraient l'arrêter à son début, l'empêcher de faire des progrès, et l'étouffer, pour ainsi dire, à sa naissance ? Il résulte aussi des observations précédentes que les ulcères rongeants, lors même qu'ils ont déjà détruit une grande étendue de parties, ne sont pas nécessairement incurables, et qu'il n'est pas toujours indispensable, ou de détruire leur surface au moyen des caustiques, ou de les emporter à l'aide de l'instrument tranchant. Indépendamment du danger de l'empoisonnement qu'entraîne l'usage de la pâte arsenicale, ce moyen est quelquefois infidèle contre les petites ulcérations, et il ne saurait absolument être employé contre celles qui sont fort étendues. L'instrument tranchant présente, il est vrai, moins d'inconvénients ; mais on ne saurait y recourir lorsque l'ulcère s'étend à une grande partie du visage, et repose presque immédiatement sur les cartilages et sur les os. Alors, le chirurgien est presque toujours le spectateur oisif des progrès du mal , et de la destruction lente et cruelle du sujet. Le fer incandescent, qui est sans contredit le moyen le plus énergique dont on puisse faire usage dans ces pénibles circonstances , échoue souvent lui-même, soit que l'on ne porte pas assez profondément son action, soit qu'il ne puisse pénétrer dans toutes les anfractuosités de la plaie. Or , toutes les fois que l'opération reste imparfaite, on voit le mal redoubler de fureur, et faire des progrès beaucoup plus rapides qu'auparavant. Ce résultat ne doit pas étonner : il est tout simple, en effet, que l'application du caustique, celle du feu , l'action de l'instrument tranchant, lorsqu'elles ne détruisent pas complétement les parties affectées, augmentent l'irritation dont elles sont le siége , et, par là, donnent à tous les accidents une violence extraordinaire.

Les anciens, instruits du danger que l'exaspération des ulcères qui nous occupent fait courir aux malades, avaient établi le précepte de ne jamais y toucher que pour désorganiser entièrement leur surface. Mais le nom de *noli-me-tangere*, qu'ils avaient donné à ces lésions, ne leur est plus aujourd'hui entièrement applicable : il ne faut pas y toucher, sans doute, avec des irritants ou des caustiques; mais on peut le faire avantageusement avec les substances émollientes, aidées des saignées locales, des révulsifs et d'un régime convenable.

CHAPITRE VIII.

PHÉNOMÈNES SYMPATHIQUES PRODUITS PAR LES IRRITATIONS CHRONIQUES EXTERNES.

Lorsque les irritations des parties extérieures du corps se prolongent, elles exercent sur les mouvements organiques de l'économie animale une influence qu'il importe au chirurgien de bien connaître. Le malade, qui était d'abord dans un état normal de santé, voit ses forces diminuer graduellement; le corps maigrit, la peau se décolore, devient sèche, aride, et se couvre d'écailles furfuracées : tout indique une altération profonde, imprimée aux actions nutritives. Si la maladie consiste en une plaie ancienne, dont la suppuration soit abondante, ou dans la carie d'un os; en un mot, dans une irritation non accompagnée de dégénérescence profonde des tissus affectés, la pâleur des téguments ne présente rien de remarquable. Mais lorsque l'inflammation chronique détermine la formation de tissus squirreux ou cancéreux, on observe presque toujours que le teint du malade , en même temps qu'il pâlit, prend une couleur jaune-paille, facile à reconnaître, et qui suffit quelquefois pour annoncer la nature de la maladie.

Il est également à remarquer que lorsqu'une partie est affectée de phlogose chronique , elle exerce une influence spéciale sur les autres parties semblables de l'économie. Ainsi , l'inflammation accompagnée de dégénérescence cancéreuse de la mamelle, tend presque constamment à se propager à la mamelle opposée. L'arthrite chronique ne persiste presque jamais dans une articulation sans s'étendre, après un temps plus ou moins long, à d'autres jointures. Les formes de cette maladie, qui sont connues sous les noms de goutte, de rhumatisme articulaire , de tumeur blanche , fournissent des preuves multipliées à l'infini de l'exactitude de cette proposition. Enfin, les irritations des muscles , des aponévroses, des ligaments, des vaisseaux sanguins, des organes sécréteurs, ont une disposition remarquable à se propager à d'autres organes chargés de sécrétions analogues, à d'autres vaisseaux du même genre, à d'autres divisions du tissu fibreux. Cette loi, déjà signalée par Bichat, peut offrir des exceptions ; mais elle repose incontestablement sur la presque universalité des observations pathologiques.

Il est un autre phénomène aussi important, et qui ne mérite pas moins que le précédent de fixer toute l'attention du physiologiste et du praticien, c'est que le système organique qui est spécialement affecté dans la partie actuellement malade, est celui qui tend à le devenir dans les organes sur lesquels elle exerce une action sympathique. Le mode d'irritation qui constitue la maladie primitive est aussi celui qui se développera dans la partie secondairement affectée. Lorsque les vaisseaux capillaires sanguins, par exemple, sont spécialement irrités, et qu'il existe une véritable inflammation, les lésions sympathiques déterminées par cette affection seront également des phlegmasies. Si le malade est, au contraire, atteint de névrose, les nerfs tendent également à devenir le siége de l'irritation dans les autres organes. Enfin, les ganglionites, les dégénérations blanches, l'organisation des tissus anormaux, sont autant de modifications morbides que les parties sympathiquement affectées sont disposées à contracter. En un mot, une irritation étant donnée, son existence, prolongée pendant un temps plus ou moins long, suffit pour commu-

niquer à toutes les parties du corps, et spéciale-
lement à celles qui sont unies par d'étroites
sympathies avec le siége actuel du mal, une
forte disposition à contracter une irritation
semblable, qui donnera naissance aux mêmes
produits.

Si l'influence sympathique exercée par un organe malade n'est pas assez forte pour déterminer seule une irritation semblable sur d'autres
parties, il suffira de la cause étrangère la plus
faible pour produire ce résultat. C'est ainsi que
chez les sujets affectés de tumeurs blanches, la
contusion, même médiocre, d'une autre articulation y occasione une tumeur semblable.
Il est démontré que les hommes ne contractent,
en général, que les affections auxquelles ils
sont déjà disposés par leur organisation ; mais
l'irritation, en se développant, rend cette
disposition organique plus active et donne
plus de vigueur aux traits qui caractérisent les
divers tempéraments [1].

Indépendamment de ces phénomènes généraux, produits par les irritations chroniques externes, ces irritations déterminent de

---

[1] *Voyez* Principes généraux de physiologie pathologique, Paris, 1821, in-8.

notables changements dans l'action des principaux viscères de l'économie animale. Il semble d'abord qu'elles donnent plus d'activité aux organes digestifs. Les malades consomment, durant les premiers temps, et lorsque les accidents sont modérés, plus d'aliments que dans l'état normal. L'organisme animal tout entier, et surtout les viscères, sont sympathiquement excités par l'irritation locale. L'économie vivante paraît avoir besoin de matériaux plus abondants, afin de réparer les pertes journalières qu'elle éprouve. Mais bientôt, soit que l'estomac et l'intestin grêle éprouvent de l'irritation à la suite du travail excessif dont ils sont le siége, soit que la prolongation de l'excitation sympathique déterminée par la lésion extérieure produise le même résultat, on voit la digestion devenir fatigante et pénible. La langue rougit à sa pointe et à ses bords : la peau devient sèche, âcre et brûlante ; le pouls est petit et fréquent. Tantôt l'appétit persiste, tantôt, au contraire, il diminue et s'éteint. On observe le soir un léger redoublement fébrile, avec chaleur à la paume des mains ainsi qu'à la plante des pieds, et des sueurs plus ou moins abondantes et visqueuses aux parties supérieures du tronc. On a donné à ces phénomènes le nom de fièvre hectique. Comme toutes les affections du même genre, cette fièvre est le résultat immédiat de l'excitation du canal digestif, du cœur et du cerveau ; excitation qui est elle-même déterminée, dans le cas qui nous occupe, par la lésion extérieure.

Cependant, l'irritation, après avoir envahi l'estomac et le commencement de l'intestin, se propage graduellement vers la fin de l'iléon, s'arrête à la valvule iléo-cœcale, pénètre enfin dans le cœcum, et s'étend à tout le gros intestin. A mesure que ces progrès ont lieu, la diarrhée se manifeste. D'abord rare, irrégulière, et ne survenant qu'après quelques excès de régime, elle devient enfin permanente et, pour ainsi dire, continuelle. Souvent l'appétit se reproduit à cette époque, avec d'autant plus de vivacité que les contractions accélérées du canal digestif rendent le séjour des aliments dans l'estomac et l'intestin grêle fort court. La soif est presque inextinguible ; de violentes coliques surviennent trois à quatre heures après les repas, lorsque les matières alimentaires pénètrent dans la cavité du gros intestin. Les pertes qui résultent pour le malade, et du trouble déterminé dans les actions nutritives par l'irritation locale, et des évacuations alvines abondantes , et des sueurs qui se prolongent et baignent tout le corps , achèvent d'épuiser les forces, de dessécher pour ainsi dire toute la machine, et la mort succède à un état plus ou moins avancé de marasme.

On observe plusieurs variétés remarquables dans la succession de ces accidents, dont je viens de retracer le cours le plus ordinaire. Chez certains sujets les irritations aiguës déterminées par des lésions externes, telles que des blessures graves, se prolongeant à un degré modéré, mais sans cesser d'exciter un mouvement fébrile manifeste, il semble que ce soit la fièvre traumatique qui persiste et qui dégénère en fièvre hectique. Chez d'autres malades plus nombreux, la fièvre traumatique s'éteint d'abord complétement et tout semble présager une heureuse guérison. Cependant, la lésion locale ne se terminant pas, soit que des corps étrangers séjournent dans les parties, soit que des cartilages, des tendons ou des os dépouillés de leurs enveloppes doivent s'exfolier, on observe bientôt que l'irritation passe à l'état chronique, et qu'elle reproduit l'excitation intérieure ; alors un intervalle plus ou moins long sépare la cessation de la fièvre aiguë primitive de l'apparition de la fièvre hectique.

Quelles que soient les modifications de ce genre qui puissent avoir lieu, les phénomènes eux-mêmes ne varient pas. On voit constamment apparaître d'abord la gastro-entérite, ensuite l'irritation du gros intestin ou la *colite*. Des intervalles plus ou moins longs, suivant la constitution des sujets, séparent les unes des autres les diverses époques de la succession des accidents. Chez quelques malades, la gastro-entérite est lente à se développer ; l'organisme semble opposer une résistance obstinée au développement de la surexcitation intérieure que la partie affectée tend à provoquer. Et lorsque cette première inflammation s'est manifestée, elle peut demeurer encore pendant un temps très long à un faible degré, et n'exercer aucune influence sur la nutrition, jusqu'à ce que la diarrhée survienne. Il est d'observation que sur certains malades ce travail destructeur de l'économie ne s'opère qu'en plusieurs années, tandis que sur d'autres il s'accomplit et entraîne la mort en quelques mois; tant est grande la différence que la nature a mise, chez les différents sujets, entre la force de la constitution et la solidité de l'équilibre d'action des divers organes.

Ce serait, toutefois, une erreur grave et quelquefois funeste, que de penser que les irritations externes chroniques portent exclusivement leur action sur le canal alimentaire. J'ai déjà fait observer, au sujet de la fièvre traumatique et de ses complications, que chez les personnes antérieurement affectées d'irritations dans d'autres organes, il survient, au lieu d'une fièvre simple, des inflammations de ces organes, lesquelles, à leur tour, donnent de nouvelles forces au mouvement fébrile et compliquent la maladie primitive. Or, ce mécanisme se reproduit dans les cas qui nous occupent. Chez les sujets dont les organes respiratoires, par exemple, sont irritables, la membrane muqueuse des bronches, le parenchyme pulmonaire ou la plèvre, deviennent souvent le siége d'une vive irritation, sympathiquement déterminée par la phlegmasie chronique extérieure. Dans d'autres occasions, le foie, la rate, les reins, le péritoine, forment, par leur irritabilité exagérée, des centres d'action vers lesquels se dirigent spécialement les irradiations sympathiques : et leur inflammation, s'ajoutant bientôt à celle des parties extérieures, rend plus rapide, et l'épuisement des forces, et les progrès du marasme. On ne doit pas oublier que ces lésions variées sont en quelque sorte accidentelles : elles dépendent plutôt de l'état particulier de l'éco-

nomie et de l'affection de certains organes,
que de l'exercice régulier des lois de l'organisme. Il y a plus; l'irritation, après s'être pro-
pagée du lieu primitivement affecté vers un organe plus ou moins important, ne continue pas
moins sa marche vers le canal digestif, et l'on
observe constamment, avant la mort des sujets,
les signes ordinaires de la gastro-entérite.

Il est un phénomène malheureusement trop
commun dans les grands hôpitaux, et qui mérite ici une explication spéciale. Il arrive souvent, à la suite des grandes opérations, et surtout après les amputations pratiquées à l'occasion des tumeurs blanches, des caries ou d'autres maladies chroniques des membres, que les
malades, dont l'état général de santé paraissait
assez bon, succombent en quelques jours ou en
quelques semaines. Cet événement funeste est
annoncé par la continuation de la maigreur, de
la faiblesse et de l'inappétence qui précédaient
l'opération. La fièvre traumatique, dont le développement succède à celle-ci, se continue à
un moindre degré sans qu'il soit possible d'en
reconnaître la cause. A l'ouverture du cadavre,
on trouve l'une des parties internes, telles que
la plèvre, le parenchyme du poumon, le foie,
le péritoine ou la rate, mais le plus ordinaire-

ment la plèvre, remplie de pus et dans un état plus ou moins avancé de désorganisation. Souvent, l'examen le plus attentif des sujets ne permet pas de reconnaître la lésion qui doit entraîner la mort. Une toux sèche et assez fréquente, un sentiment de pesanteur dans l'un des côtés de la poitrine, le son mat que ce côté rend à la percussion, annoncent cependant assez positivement la suppuration de la plèvre ; mais ces signes ne deviennent évidents que lorsqu'une grande quantité de liquide remplit déjà cette membrane et que rien ne peut plus sauver le malade. Il en est de même des douleurs aux hypochondres ou à l'ensemble de la cavité abdominale, qui accompagnent la suppuration du foie, de la rate ou du péritoine. Les lésions de ce genre sont éminemment graves et presque constamment funestes.

L'étude approfondie des lois de l'organsmie vivant permet seule de dévoiler le mécanisme suivant lequel les affections de ce genre sont produites. Si l'on considère que ces suppurations intérieures ne se manifestent qu'après les maladies chroniques qui ont long-temps fait souffrir les sujets et fatigué l'économie, il paraîtra vraisemblable qu'elles sont le résultat de la stimulation sympathiquement exercée, par les organes externes irrités, sur les parties qui en sont le siége. La surexcitation qui est produite dans ces circonstances, s'établit souvent avec lenteur, sans déterminer de trouble considérable dans les fonctions de l'organe affecté, sans provoquer d'agitation fébrile aiguë et violente. Alors les praticiens peuvent méconnaître les signes trop fugitifs de la lésion intérieure, et l'ouverture du corps leur montre des désordres dont ils n'avaient pas prévu l'existence. Cela peut arriver chez les sujets qui succombent aux inflammations chroniques externes, sans que l'art soit venu à leur secours. Mais, que l'on opère, que l'on retranche la partie malade, à une époque où quelque organe intérieur commence à être irrité ; alors, cette irritation, loin de cesser, continue sa marche et fait de nouveaux progrès: l'inflammation aiguë et la fièvre traumatique, qui succèdent à l'opération, au lieu de contribuer à l'éteindre, lui donnent de nouvelles forces, par la stimulation sympathique et par l'accélération du mouvement circulatoire qu'elles déterminent. Peut-être qu'alors la brusque soustraction d'un foyer de suppuration déjà ancien dispose encore l'économie à fournir ailleurs une sécrétion semblable. Quoi qu'il en soit, on ne saurait considé-

rer les abcès internes qui nous occupent comme
indépendants des lésions extérieures auxquelles
ils succèdent : à l'époque de l'opération , ou
ils existaient déjà , mais trop peu considérables pour être reconnus , ou les organes qu'ils
envahissent n'étaient encore qu'irrités sympathiquement , mais avec assez de force pour que
cette irritation n'ait pas cessé par l'ablation
de la partie qui l'avait provoquée , et pour que,
au contraire , elle ait fait , après l'opération , de
nouveaux progrès.

Les explications théoriques établies dans ce
chapitre ne sont pas spéculatives et hypothétiques ; elles consistent évidemment dans l'expression simple , et pour ainsi dire littérale ,
du plus grand nombre des faits connus. Je n'ai
qu'indiqué, en exposant la succession des phénomènes, comment les organes agissent pour
les produire ; et cette manière d'expliquer ,
qui est employée par les physiciens et les chi-
mistes, me paraît la seule convenable à la médecine. La méthode philosophique d'observer
et de tirer des conséquences des observations
est la même dans toutes les sciences. Quant aux
preuves de l'exactitude de mes assertions , elles
se trouvent en foule au lit des malades et sur
les cadavres. On peut reconnaître à chaque ins-

tant, durant la vie des sujets, les signes des lésions dont j'ai parlé, et suivre pas à pas leur développement successif; après la mort, on en trouve les traces sur les organes affectés.

A l'ouverture des cadavres des personnes qui ont succombé à la suite d'irritations extérieures chroniques, on trouve d'abord les désorganisations produites par la phlogose dans le membre affecté et qui varient suivant les tissus envahis et suivant les progrès du mal. A l'intérieur, on découvre les désordres qui résultent des inflammations sympathiquement déterminées dans les organes autres que le tube alimentaire, et qui étaient le plus sensibles et le plus irritables, tels que le poumon, le foie, les membranes séreuses, etc. Ces désordres consistent, ou dans de vastes abcès, ou dans des rougeurs et des épaississements plus ou moins considérables, ou dans des productions et des dégénérescences organiques diverses. On parvient enfin jusqu'aux lésions constamment développées dans le canal digestif. Celles-ci peuvent être variées presque à l'infini. Ce sont fréquemment des plaques brunâtres, plus ou moins étendues, disséminées dans l'estomac et dans l'intestin grêle. Accompagnées du développement variqueux des vaisseaux , du ramollissement , de la désorganisation ou de l'épaississement de la membrane muqueuse. Ces plaques sont larges à l'estomac, petites et rares dans les premières portions de l'intestin grêle, plus nombreuses et plus serrées les unes contre les autres au voisinage de la valvule iléo - cœcale. Il n'est pas rare de trouver à cet endroit les tuniques intestinales épaissies , dégénérées en tissu lardacé ou mélanique ; présentant à leur face interne des ulcères plus ou moins larges , à fond grisâtre , dont les bords sont rouges , durs, saillants, taillés à pic , et qui fournissent une suppuration sanguinolente et sanieuse. Dans le gros intestin , les mêmes désordres existent ; on y trouve presque toujours une multitude de petits ulcères, groupés les uns près des autres, et qui semblent avoir pour base les follicules muqueux très développés de cet organe.

Ces altérations sont d'autant plus étendues et plus profondes que la maladie a été plus longue et qu'une désorganisation plus complète a eu le temps de s'opérer. Je me rappelle encore l'observation d'un militaire, depuis long-temps affecté de carie au tibia et qui mourut à la suite d'une irritation des viscères

11.

digestifs, après avoir été opéré avec le plus grand succès par M. Béclard, chirurgien major et professeur à l'hôpital militaire d'instruction de Strasbourg. A l'ouverture du cadavre, nous trouvâmes la membrane muqueuse de tout le canal digestif tellement rouge, épaissie et turgescente, que les intestins, ouverts et déployés sur une table, ressemblaient à une membrane charnue. Il est rare que l'encéphale présente aucune trace d'irritation. Les malades périssent en conservant presque toujours jusqu'au dernier instant le libre exercice de leurs facultés intellectuelles. Cependant lorsque la tristesse, le regret de quitter la vie ou d'autres motifs de chagrin agissent avec force, on voit le cerveau donner des signes d'excitation, et on trouve, après la mort, soit de la sérosité dans les ventricules, soit une exsudation albumineuse sur l'arachnoïde, soit des désordres plus profonds qui annoncent l'existence déjà ancienne d'une vive excitation cérébrale.

CHAPITRE IX.

TRAITEMENT DES IRRITATIONS INTERNES QUI COMPLIQUENT
LES MALADIES CHIRURGICALES CHRONIQUES.

Les principes théoriques exposés dans le chapitre précédent me semblent jeter une lumière nouvelle sur les causes et le siége des lésions intérieures qui se manifestent presque constamment à l'occasion des maladies chirurgicales graves et de longue durée. Cette théorie doit avoir également pour effet de faire adopter un traitement plus simple et plus efficace contre les complications dont il s'agit. La plupart des chirurgiens, lorsqu'ils donnent des soins à des sujets affectés de maladies chroniques, et dont les viscères commencent à s'enflammer sympathiquement, opposent encore à la fièvre hectique le quinquina et ses préparations ; au défaut d'appétit, les amers ; à la diarrhée, les astringents et l'opium ; à la faiblesse, les toniques sous toutes les formes; aux phlegmasies internes accidentelles qui surviennent durant cet état de débilité, les vésicatoires, et presque toujours des boissons et des potions excitantes.

Relever les forces abattues, donner du ton à l'estomac, resserrer les follicules muqueux du gros
intestin, combattre les phlegmasies adynami-
ques en détruisant la faiblesse locale des vaisseaux, telles sont les indications générales
qu'ils se proposent de remplir. Il semble que
le brownisme tout entier se soit réfugié dans
cette portion de l'art de guérir. Or, quels sont
les résultats les plus ordinaires de cette pratique ? L'exaspération des accidents et la mort
plus rapide des sujets.

Toutes les fois qu'une lésion chirurgicale
tend à devenir chronique, il faut examiner la
nature de cette lésion, son siége, la marche
qu'elle tend à suivre, et les effets que l'on peut
attendre du traitement externe et interne que
l'on se propose d'employer. Le tempérament,
l'âge, la force et l'état actuel de la constitution du sujet, doivent entrer pour beaucoup
dans la détermination qu'il conviendra de
prendre. Si l'on pense que le malade soit assez
fort pour résister à la violence et à la prolongation de l'irritation ; si d'ailleurs la lésion locale
est de nature à pouvoir guérir spontanément ou
par les efforts bien dirigés de l'art, on doit incontestablement temporiser et mettre en usage
les moyens thérapeutiques les plus convenables.

Mais lorsque le résultat du calcul du praticien est opposé au précédent, et que le sujet est menacé d'un danger immédiat, ou que la maladie locale semble de sa nature incurable autrement que par l'opération, il faut, sans plus attendre, recourir à cette dernière. On sent combien il faut d'expérience et d'habileté pour résoudre des problèmes de ce genre ; combien on doit avoir une connaissance approfondie, et des lois de l'économie animale, et des ressources de la nature, et des moyens de l'art, pour ne pas porter à chaque instant des jugements erronés ; combien enfin il faut apporter de circonspection et de réserve pour n'être pas démenti par le résultat. Quelle pitié ne doivent pas inspirer ces praticiens qui affectent de prononcer à la première vue, et avant toute inspection préalable, des sentences que le hasard rend quelquefois justes, mais qui sont bien plus souvent infirmées par l'expérience ! Il faut observer, toutefois, que dans le cas d'incertitude, on ne fait courir aucun danger au malade, en recourant d'abord aux moyens hygiéniques et médicinaux et en temporisant ; car il sera temps encore d'opérer aussitôt que l'on aura acquis la conviction de l'inutilité de ces moyens.

Il est facile de sentir, d'après ces réflexions,

combien étaient vaines les discussions qui se sont élevées entre les chirurgiens, relativement à l'époque de la durée des maladies qui est la plus favorable au succès des opérations. On connaît les opinions opposées, émises par deux chirurgiens militaires, au sujet des amputations que nécessitent les plaies d'armes à feu. Cette question est aujourd'hui définitivement résolue, et l'on ampute constamment les membres à l'instant même de la blessure, toutes les fois que la gravité de la lésion ne permet pas de les conserver, et que le sujet n'est plongé, ni dans un tel état de stupeur, ni dans un affaiblissement assez profond pour qu'il ne puisse supporter l'opération. Relativement aux maladies chroniques, Bell a prétendu qu'il ne fallait amputer que lorsque les sujets étaient très affaiblis, et déjà affectés de dévoiement habituel et de sueurs colliquatives. Des préceptes aussi erronés n'ont jamais été suivis par beaucoup de praticiens : on a craint, et avec juste raison, que les opérations ne fissent alors qu'aggraver les accidents, ou que les plaies qu'elles laissent après elles ne pussent guérir chez des malades trop épuisés pour fournir aux frais de la suppuration.

Cependant, les mêmes personnes qui ont fait

ces réflexions judicieuses assurent que l'état de faiblesse des sujets est singulièrement favorable au succès des amputations que l'on pratique à la suite des arthrites chroniques, et que l'on a moins à redouter alors les accidents inflammatoires qui succèdent à ces opérations. Il est vrai que chez les malades très faibles les inflammations aiguës n'ont pas ordinairement la même violence que sur les hommes robustes et vigoureux ; mais ces inflammations peu vives produisent fréquemment sur les sujets débiles des effets plus dangereux que les phlegmasies intenses n'en détermineraient sur des hommes forts. Ceux-ci résistent à des irritations extérieures très graves ; les autres succombent souvent à la suite des phlogoses les plus légères. Chez les sujets robustes, on peut opposer aux violentes inflammations des moyens antiphlogostiques puissants ; chez les malades très faibles, on n'ose employer sans crainte les plus petites évacuations sanguines. En supposant même qu'il existe réellement, cet avantage que l'on croit trouver en n'opérant qu'à une époque très avancée de la maladie, serait bien plus que compensé par les douleurs auxquelles on condamne le sujet jusqu'à ce qu'il paraisse assez débile, et par les inflammations internes qu'on l'expose à contracter pendant qu'il est soumis à l'influence qu'un foyer considérable d'irritation exerce sur toute l'économie. D'ailleurs, n'est-il pas toujours plus facile de combattre, au moyen des évacuations sanguines, de la diète, et des boissons émollientes, les inflammations aiguës qui peuvent succéder aux opérations, que de détruire ces irritations latentes, qui se développent si souvent dans les viscères des sujets chez lesquels des phlegmasies extérieures ont existé pendant long-temps? Il suffit de jeter un coup d'œil sur les modifications apportées par ces phlegmasies dans la vitalité de toutes les parties de l'organisme, pour sentir combien il serait déraisonnable de prolonger sans motif le trouble qu'elles déterminent dans les fonctions les plus importantes.

On répète sans cesse que les sujets affaiblis guérissent plus aisément que les autres des plaies faites pendant les opérations : mais on ne dit pas combien de malades, avant d'être arrivés à l'état de faiblesse que l'on attend, sont morts, ou de prétendues fièvres aiguës, ou d'inflammations qu'ils n'auraient pas contractées, si, opérés plus tôt, ils avaient été rendus à la santé ; on ne dit pas combien de sujets ne parviennent à cet heureux état de débilité qu'affectés de gastro-entérites, de pneumonies, de pleurésies, ou d'autres inflammations chroniques qui empêchent d'exécuter des opérations qui auraient pu être pratiquées avec succès, à une époque moins avancée dans la maladie; on ne dit pas enfin combien de sujets périssent à la suite d'abcès énormes, produits, comme nous l'avons vu précédemment, par ces inflammations intérieures, et qui auraient guéri facilement, si l'on n'avait pas laissé à ces redoutables affections le temps de se développer. C'est ainsi que l'observation, et l'expérience elle-même, peuvent être dangereuses et tromper ceux qui sont trop prompts à en déduire des principes généraux et des règles de pratique.

Il faut donc, je le répète, opérer les sujets affectés de maladies chroniques chirurgicales, aussitôt que ces maladies sont démontrées incurables autrement que par ce moyen. En agissant ainsi, on prévient sûrement la manifestation des irritations internes qu'elles détermineraient sympathiquement, et qui seraient presque inévitablement funestes.

J'ai indiqué dans l'un des chapitres précédents la méthode générale de traitement qu'il convient d'opposer localement aux irritations chirurgicales chroniques , il ne me reste plus qu'à exposer les moyens de combattre les affections internes qui viennent les compliquer , lorsqu'il a été impossible d'opérer avant leur apparition.

Il est à remarquer d'abord qu'un traitement local approprié , en diminuant l'intensité de l'irritation des parties et en abrégeant sa durée , est le moyen le plus efficace que l'on puisse opposer au développement des lésions internes qu'elle tend toujours à déterminer. On observe , dans les cas d'irritation chronique , ce qui est si évident dans ceux d'inflammation aiguë : de même que la fièvre traumatique est affaiblie et quelquefois prévenue par les saignées locales ; de même les irritations internes et la fièvre hectique sont éloignées ou rendues moins intenses par l'usage du même traitement.

Le régime des sujets affectés de maladies chroniques externes doit être sévère : des aliments légers , quoique nourrissants ; des boissons gommées ou acidulées ; de petites quantités de vin vieux de Bordeaux durant les repas , si l'estomac remplit bien ses fonctions , telles sont les substances dont ils feront usage. Il convient d'entretenir la liberté du ventre par des lavements émollients ; de favoriser la transpiration cutanée à l'aide de bains généraux et de vêtements de laine proportionnés à la rigueur de la saison ; de s'opposer à la concentration des mouvements vitaux à l'intérieur au moyen d'exercices modérés , appropriés à la nature de la maladie et aux forces du sujet. Ce n'est jamais qu'avec circonspection qu'il faut diriger les révulsifs sur le canal alimentaire : cet organe est trop disposé à devenir le siége d'une irritation funeste, pour que l'on ne doive pas redouter d'accélérer le développement de cette lésion , et de la rendre plus intense , en mettant des substances excitantes en contact avec la membrane muqueuse digestive. C'est au contraire vers les parties externes que les révulsions sont dirigées avec le plus de succès : les moyens indiqués plus haut sont propres à les opérer; on peut ajouter à leur usage des frictions exercées sur la peau avec la flanelle ou avec des brosses douces , et d'autres procédés du même genre.

Si cependant la gastro-entérite se développe, il convient de retarder au moins ses progrès , au moyen de fomentations émollientes sur l'abdomen , de boissons gommeuses, d'un régime très sévère et même de quelques applications de sangsues, réitérées aussi souvent que le renouvellement des accidents l'exige et que le permettent les forces du malade. Lorsque la diarrhée se manifeste, il est indiqué de se borner à prescrire des aliments qui nourrissent sous un très petit volume, et sans fournir de grandes quantités de matières stercorales; tels sont le riz, les fécules, et les autres substances analogues. Quand, enfin, malgré l'emploi de ces moyens, les forces diminuent de plus en plus, et que les évacuations alvines, ainsi que les sueurs habituelles, semblent fondre l'économie tout entière, il ne reste plus au chirurgien qu'à soutenir, pendant quelque temps encore, les restes d'une vie qui s'éteint; et quelques toniques peuvent être administrés à l'intérieur.

Lorsque le poumon, la plèvre, le foie ou tout autre organe important est d'abord le siége spécial de l'irritation sympathique déterminée par les lésions extérieures, il est indiqué de combattre cette irritation comme si elle était le résultat de toute autre cause, c'est-à-dire au moyen des antiphlogistiques et des saignées locales proportionnées à l'intensité des phénomènes et aux forces du sujet.

Les progrès du mal ayant rendu nécessaire l'usage des instruments chirurgicaux, quelle préparation doit subir le malade, afin d'assurer le succès de l'opération? Les praticiens éclairés ont fait depuis long-temps justice de cette méthode empirique et ridicule qui consistait à saigner, purger et baigner tous les sujets avant d'exécuter sur eux l'amputation d'un membre, l'extraction d'un calcul vésical, l'incision d'une fistule à l'anus, etc. Le chirurgien éclairé par la physiologie pathologique se borne à examiner avec attention l'état de tous les organes, la manière dont toutes les fonctions sont exécutées. Ayant acquis, par cette investigation, une connaissance exacte des diverses parties du malade sur lequel il doit opérer, il détermine aisément ce qu'il convient de faire, afin de prévenir les accidents qui peuvent succéder à l'opération.

Si le sujet est sain d'ailleurs, la seule préparation qui puisse être rationnelle consiste dans l'emploi des moyens les plus propres soit à diminuer la sensibilité, soit à modérer le mouvement circulatoire s'il est violent et s'il paraît disposé à le devenir davantage, soit enfin à mettre les voies gastriques dans un état de relâchement susceptible de prévenir le développement trop rapide et trop intense de la gastrite. Des bains, une saignée, quelques lavements émollients, des boissons délayantes

et un régime adoucissant, suffisent pour remplir ces indications, auxquelles il ne faut pas,
sans doute, attacher une importance exagérée,
mais qu'il serait dangereux de négliger entièrement. Je connais plusieurs chirurgiens de la
plus grande habileté dans l'exécution des procédés opératoires, et qui sont cependant moins
heureux que d'autres, parce qu'ils n'apportent
pas autant de soin qu'eux à préparer méthodiquement leurs malades avant de les opérer, et
qu'ils ne préviennent et ne combattent pas avec
autant d'attention et d'énergie les accidents inflammatoires qui succèdent aux opérations.

La personne sur laquelle on doit porter les
instruments a-t-elle une santé faible, accompagnée de troubles notables dans les fonctions les
plus importantes, les préparations qu'il faudra
mettre en usage doivent avoir pour objet de combattre les irritations des organes internes. Ainsi,
par exemple, le sujet qui doit supporter une
amputation a-t-il la peau sèche, aride, brûlante, l'estomac est-il douloureux, remarque-
t-on de la rougeur à la pointe et aux bords de
la langue, existe-t-il une soif vive, un pouls
fréquent et serré ; gardez-vous d'opérer dans
de semblables circonstances. Abstenez-vous
surtout de recourir aux bons aliments, afin de

remonter les forces ; aux sudorifiques, pour rétablir la transpiration cutanée ; aux purgatifs, dans l'intention de débarrasser le canal intestinal de prétendues matières saburrales, bilieuses ou muqueuses ; enfin, au quinquina, destiné à prévenir le retour du mouvement fébrile. Un tel traitement, dont quelques praticiens font encore usage dans les cas qui nous occupent, serait éminemment dangereux ; il aurait pour effet presque inévitable l'exaspération des accidents ; et lors même qu'il ne ferait pas tout le mal qu'il est susceptible de produire, pendant que l'on perdrait un temps précieux à l'administrer infructueusement, l'époque opportune de l'opération se passerait. Il convient donc alors de recourir aux bains généraux, aux boissons adoucissantes, à quelques saignées épigastriques, et à un régime composé d'une petite quantité d'aliments légers et d'une digestion facile. Ces moyens n'affaiblissent pas les malades ; loin de là : la phlogose gastrique étant diminuée, les sécrétions se rétablissent ; la nutrition reprend une partie de son activité ; et le retour d'un peu de coloration à la peau et de quelque fermeté dans les chairs, annonce que l'économie est en état de supporter l'opération.

Des moyens analogues conviendraient encore, si d'autres organes que le canal alimentaire étaient le siége de l'irritation sympathique déterminée par la maladie extérieure. Il faut apporter alors une extrême attention à l'examen des organes pectoraux, du foie, de la rate, de l'ensemble de la cavité abdominale. Si le malade ne peut respirer à pleine poitrine sans éprouver de gêne ; s'il est tourmenté par une toux plus ou moins fréquente ; si la percussion du thorax ne donne pas partout un son clair; si le stéthoscope annonce l'existence de quelque lésion aux organes de la respiration et de la circulation, craignez de voir une inflammation intérieure survenir, et vous ravir, ainsi qu'au malade, le fruit de l'opération la mieux exécutée. Il est donc de la plus haute importance de combattre alors avec énergie les irritations déjà développées ou seulement imminentes des organes, au moyen de saignées locales, de bains, de boissons adoucissantes, d'un régime sévère et de révulsifs tels que les vésicatoires, les sétons, les moxas, les cautères, etc. La même attention doit être apportée à l'exploration des viscères abdominaux, et la même persévérance à détruire jusqu'aux derniers vestiges de leurs phlegmasies. Ce n'est qu'après s'être assuré du bon état de tous les viscères, qu'il est permis d'opérer, et qu'on peut le faire avec quelque sécurité. C'est alors que des connaissances médicales étendues et fondées sur une saine physiologie préparent aux chirurgiens qui les possèdent des succès éclatants ; tandis que, dans les mêmes circonstances, des opérateurs bornés à l'action manuelle, ne comptent, malgré leur habileté , que d'inévitables revers.

 J'ai déjà fait observer que si les opérations pratiquées à l'occasion des maladies chirurgicales chroniques ne réussissent pas toujours, cela dépend en grande partie de ce qu'on les exécute à une époque où les irritations qui les réclament ont toute leur intensité et exercent sur l'économie animale l'action la plus puissante. L'organisme entier est alors sympathiquement affecté par les tissus phlogosés et plus ou moins profondément altérés. Il existe dans tous les organes une disposition très prononcée à l'irritation ; et lorsque l'économie est subitement privée du foyer d'inflammation auquel elle s'était habituée , les causes les plus légères suffisent pour en développer d'autres, qui, quelquefois même, semblent apparaître spontanément. Ces phlegmasies secondaires font des progrès d'autant plus rapides , et sont d'autant plus promptement funestes, qu'elles ont leur siége dans des parties déjà disposées depuis long-temps à se laisser dévorer par elles.

Appliquant ces réflexions aux maladies cancéreuses, qui sont celles dont la récidive est la plus fréquente, il est facile de démontrer que les mêmes causes favorisent et déterminent la reproduction de ces affections. Lorsqu'on extirpe un cancer ulcéré ou autre, on le fait ordinairement à une époque où l'irritation locale est dans toute sa force, et quand le reste de l'économie animale, depuis long-temps soumis à l'action sympathique de l'organe affecté, est déjà plus ou moins profondément vicié. Tous les tissus, doués alors d'une susceptibilité plus grande à contracter l'irritation, sont disposés, par cela même, à devenir aisément le siége de nouveaux cancers.

L'expérience a démontré que c'est spécialement sur la partie primitivement affectée que ces récidives ont lieu. Le raisonnement explique ce phénomène d'une manière assez satisfaisante. Il ne se peut, en effet, que très difficilement, que des tissus qui ont été durant plusieurs années en contact avec une tumeur ou une ulcération cancéreuse, n'aient pas participé, ou n'aient pas au moins contracté une forte disposition à l'irritation qui constituait la maladie. Or cette irritation légère ou seulement cette disposition à l'irritation peuvent, à ce qu'il paraît, exister sans que la texture des parties soit altérée au point de nécessiter leur ablation. C'est ainsi que l'on trouve autour des cancers des portions de tissu celluleux devenues jaunâtres, d'autres qui sont infiltrées de sérosité, d'autres enfin dont la densité est manifestement augmentée ; les fibres musculaires et aponévrotiques ont fréquemment éprouvé une altération dans leur consistance et même dans leur organisation. Or, est-il surprenant que des parties ainsi affectées deviennent, après la destruction du mal primitif, le siége d'une maladie secondaire plus cruelle encore ? Le nouveau cancer ne doit-il pas se développer avec d'autant plus de rapidité, que le dérangement des mouvements vitaux dont je viens de signaler les traces est porté plus loin ? La tumeur ou l'ulcération consécutive ne doit-elle pas faire en outre des progrès plus rapides que la maladie primitive, puisqu'elle trouve les parties qu'elle envahit et l'économie entière déjà disposées à la recevoir et à se prêter sans résistance à ses ravages ?

Quels sont donc, dans les cas où l'extirpation d'un cancer est jugée indispensable, les moyens

les plus propres à assurer le succès de l'opération et de prévenir la récidive de la maladie?
Ces moyens sont incontestablement ceux qui
réussissent le mieux pour procurer la guérison,
lorsque l'on ne croit pas devoir opérer. Avant
d'emporter une tumeur ou un ulcère cancéreux, il serait convenable, suivant moi, de faire
toujours usage du traitement antiphlogistique;
des sangsues seraient appliquées en plus ou
moins grand nombre sur la tumeur ou autour
de l'ulcère, des cataplasmes émollients, des
bains, des boissons adoucissantes, seraient prescrits, et l'on ne ferait usage de l'instrument
tranchant que lorsque les douleurs lancinantes
seraient complétement éteintes, et quand la
bonne coloration du malade annoncerait le rétablissement des fonctions nutritives. Il ne faudrait opérer, en un mot, qu'à l'époque où les
phénomènes sympathiques produits par le cancer auraient de beaucoup diminué d'intensité,
et lorsque, la vive irritation de la tumeur ou de
l'ulcère n'existant plus, ces maladies ne con-
stitueraient que des lésions presque entièrement étrangères au reste de l'organisme vivant,
et dont la destruction ne pourrait entraîner aucun trouble notable dans les fonctions. A l'aide
des moyens antiphlogistiques locaux, la maladie

se bornerait, les tissus qui avoisinent ceux qui sont désorganisés reviendraient à leur état naturel, et les chances de la récidive du cancer seraient de beaucoup diminuées.

L'ulcération des tumeurs cancéreuses ne contre-indique pas le traitement dont il s'agit et qui doit être considéré comme préparatoire à l'opération. On verrait souvent, sous son influence, la suppuration devenir meilleure, les bords de la plaie s'affaisser, les douleurs disparaître, et ces tumeurs ulcérées, dont on n'ose presque plus tenter l'ablation, tant la récidive paraît certaine, devenir susceptibles d'une guérison durable. La faiblesse extrême du sujet est loin de constituer toujours un obstacle invincible à l'emploi du traitement antiphlogistique. Il existe un grand nombre d'exemples de personnes déjà réduites à un état de marasme très avancé, dont les saignées locales et les moyens hygiéniques et médicinaux convenables ont relevé les forces et rétabli la nutrition, en faisant cesser ou en diminuant les irritations qui détruisaient les unes et altéraient l'autre. D'ailleurs, si le malade est trop affaibli pour qu'il soit possible de faire usage des médications émollientes, il est vraisemblable qu'il ne pourra pas davantage supporter l'opération, ou que

celle-ci ne saurait réussir, à raison de l'affection profonde et de l'état de débilité de tous
les organes. Il ne serait donc pas convenable
de soumettre un tel sujet à des douleurs inutiles, et plus propres à hâter sa perte qu'à procurer la guérison.

Non seulement un traitement antiphlogistique
et révulsif bien dirigé doit être employé pour
préparer le sujet à l'opération, dans le cas de
cancer ; il faut encore continuer l'usage de ce
traitement après l'ablation des parties affectées, afin de consolider la santé du malade. Il
convient de surveiller l'opéré pendant des années entières ; de lui prescrire un régime doux,
émollient ; de l'engager à prendre fréquemment
des bains, à se tenir le ventre constamment libre au moyen de légers minoratifs et de lavements. Des vêtements chauds, l'habitation de
la campagne, des exercices modérés, la tranquillité de l'âme, sont autant de circonstances
qui favorisent alors puissamment le retour et
l'affermissement d'une santé parfaite. Quelques semaines avant l'opération, un cautère
aura dû être établi, et l'on devra l'entretenir
avec soin, afin de suppléer autant que possible
à l'irritation et à la suppuration dont l'économie s'est fait un besoin, dans les cancers qui

existent depuis long-temps. Si le sujet contracte quelque irritation nouvelle, le praticien doit la combattre promptement et avec énergie, afin de prévenir son passage à l'état chronique et la dégénération cancéreuse à laquelle les parties affectées pourraient être encore disposées. Enfin, si la plaie elle-même, ou les tissus que recouvre la cicatrice déjà formée, devenaient, malgré ces précautions, le siége d'une irruption consécutive du cancer, il conviendrait d'opposer à ce mal nouveau le traitement qui a réussi contre l'affection primitive. Et quoique alors le succès soit presque impossible, on obtient du moins le soulagement et la prolongation de l'existence du sujet.

Des moyens analogues doivent être employés dans les cas de scrofules; c'est-à-dire qu'avant d'opérer les sujets dont le système lymphatique est irrité, il faut préalablement détruire cette irritation, rendre à l'appareil sanguin son énergie, et continuer ce traitement long-temps encore à la suite de l'opération, afin d'assurer la guérison complète du malade. En un mot, dans toutes les phlegmasies chroniques de nos organes, les actions chirurgicales ne constituent que des moyens secondaires de curation : le praticien ne doit y recourir qu'après avoir vainement employé des moyens plus doux; et alors même qu'il fait usage des instruments, c'est l'administration méthodique des secours de la médecine, et l'observance rigoureuse des règles de l'hygiène, qui assurent et consolident le succès des opérations.

FIN.

TABLE.

FIN DE LA TABLE.

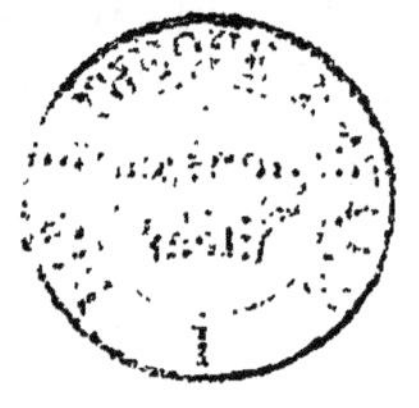